みるみる身につく
歯科衛生士の
コミュニケーション力

中村千賀子
吉田 直美 著

一般財団法人 口腔保健協会

読者のみなさんへ

　2014年6月18日参議院本会議において、歯科衛生士法改正を含む「地域医療及び介護の総合的な確保を推進するための関係法律の整備などに関する法律案」が一括可決・成立しました。2015年4月1日から歯科衛生士法が改正されることになったのです。
　この改正によって、今後、歯科衛生士の活躍の場がますます拡がるでしょう。歯科衛生士が歯科診療室で歯科医師と一緒に患者さんに関わるのはもちろんですが、歯科診療室から外に出かけ、いわばアウエイで患者さんのケアを行う機会がますます増加することが大いに期待されているということです。
　これは、歯科保健医療の専門家としてはもちろん、地域の人間同士として関わる機会が増えるという意味です。患者さんの生活に関わる多くの人々とのコミュニケーションをとらなければならないということです。そこでは、歯科衛生士はたんなる技術の提供だけではなく、「人間として生きていく」という面でも頼りにされるようになるのです。
　これからはいっそう、歯科衛生士の「人間」としての成熟度が試される時代になります。今まで以上に、歯科衛生士が、社会に生きる一人の人間として、自分自身のコミュニケーションを振り返り、必要なときには、だれとでも理解しあえるコミュニケーション力をつける必要が出てきたのです。
　そのようなコミュニケーション力は、自分の生き方や仕事を振り返り、自分らしさを探していく中で獲得できるものです。人間は、仕事を通して人とつながり、人として生きていくからです。
　今回、そのような歯科衛生士にとっての新しい時代の使命に対応するため、コミュニケーションの意味、働きについて考え、自分のコミュニケーションを振り返り、整理し、新しい見方で患者さんとその関係者、さらに仕事の仲間と自由自在に人間関係を広げ、深めていかれるよう、親しみやすい形で知識やヒントを整理できる本の企画をいたしました。
　第1章と第3章では、人間にとってのコミュニケーションの意味を探り、理論や方略を紹介し、第2章では歯科衛生士ならばかならずや出会うさまざまなコミュニケーションの場面を想定しながら、その時々の考え方や行動の仕方を提案してみました。コミュニケーションで困ったとき、コミュニケーションの意味を考えたいときには、ぜひ、手に取ってほしいと思っています。
　どうぞ、読者の皆さんには、新しい時代の歯科衛生士のためのコミュニケーションを大いに批判的に、そして、深くお考えくださいますように。

2014年7月

中村千賀子・吉田　直美

目　次

第1章　コミュニケーションを考える

1. **人間とコミュニケーション** ………………………………………………………… 3
   - 人間の呼び名　3
   - 文化の中に生きている人間　3
   - 言葉の限界　3
   - 人間一人ひとりの独自性　4
2. **コミュニケーションの働き** ………………………………………………………… 5
   - コミュニケーションは人間を成長させる：「人間生理的早産説」から　5
   - コミュニケーションは人間を成長させる：人格という考え方から　7
   - コミュニケーションで情報を収集する　8
   - コミュニケーションで行動が変わる　10
   - コミュニケーションは相手を認めること　11
3. **コミュニケーションの成分** ………………………………………………………… 12
   - 話し手と聞き手　12
   - メッセージ　13
4. **互いに理解し合うコミュニケーションとは** ……………………………………… 19

第2章　コミュニケーションの悩み　Q&A

Ⅰ. 臨床に出る前に
  1. **身だしなみ** ……………………………………………………………………… 22
     - Q1　歯科衛生士にふさわしい身だしなみとは？　22
  2. **態度と行動** ……………………………………………………………………… 25
     - Q2　歯科衛生士としてのマナーって何？　25
  3. **緊張や不安** ……………………………………………………………………… 28
     - Q3　職場での緊張をやわらげる方法はある？　28
     - Q4　仕事に対する不安を克服するにはどうしたらいいの？　31

Ⅱ. 外来で
  1. **アシスタントワーク** …………………………………………………………… 34
     - Q5：歯科衛生士として、もっと専門性のある仕事をしたいけど？　34

Q6：とうすれば上手に患者さんへの声かけができるの？　37
　　Q7：治療に直接関係なくても、患者さんに話しかけることは必要？　39
　　Q8：患児に怖がらずに治療を受けてもらうためには？　42
　　Q9：児童虐待の疑いのある患児に出会ったときは？　45
　　Q10：患者さんの緊張をやわらげるためにすることは？　47
　　Q11：治療中に見ているのは治療部位だけじゃだめなの？　49
　2. 患者さんを担当 ……………………………………………………………………… 52
　　Q12：患者さんから情報を十分に聞かせてもらうには？　52
　　Q13：患者さんとの会話を広げるには？　55
　　Q14：生活習慣を変えようと患者さん自身に思ってもらうには？　58
　　Q15：患者さんによりよい保健行動をとってもらうには？（行動変容）　61
　　Q16：患者さんに適切な行動を継続してもらうには？　64
　　Q17：高齢の患者さんを上手にサポートするには？　66
　3. 待ち時間と処置時間 …………………………………………………………………… 69
　　Q18：時間に対する患者さんの不満をやわらげるには？　69
　4. 電話応対 ……………………………………………………………………………… 72
　　Q19：電話応対を上手にするには？　72

Ⅲ. 病棟で
　1. 病棟でのアプローチ ………………………………………………………………… 75
　　Q20：病室に入室するときに注意することは？　75
　2. 周術期の患者さんへのアプローチ ………………………………………………… 77
　　Q21：術前の患者さんへのアプローチは？　77
　　Q22：術後の患者さんへのアプローチは？　79
　3. 緩和ケアの患者さんに対して ……………………………………………………… 82
　　Q23：緩和ケアの患者さんへのアプローチは？　82
　4. 終末期の患者さんに対して ………………………………………………………… 85
　　Q24：患者さんの死を受け入れるには？　85

Ⅳ. 在宅・施設で
　1. 初めて訪問するとき ………………………………………………………………… 88
　　Q25 患者さんの自宅を訪問するときに注意することは？　88
　2. 胃瘻の患者さんに対して …………………………………………………………… 90
　　Q26：胃瘻になってしまった患者さんに、歯科衛生士は何ができる？　90
　3. コミュニケーションが困難な患者さんに対して ………………………………… 92

Q27：言語コミュニケーションが困難になってきた患者さんとの接し方は？　92
  4. 認知症の患者さんに対して……………………………………………………………94
    Q28：認知症の患者さんへのアプローチは？　94

 V. スタッフ間のコミュニケーション
  1. 院長・先輩など目上の方に対して……………………………………………………97
    Q29：新人なのにあまり指導してもらえないような気がするときは？　97
  2. 同僚に対して……………………………………………………………………………99
    Q30：気の合わない同僚でも、無理に話を合わせるべき？　99
  3. 多職種と連携をとる……………………………………………………………………101
    Q31：栄養サポートチーム（NST）のカンファレンスに積極的に参加するコツは？　101

第3章 プロフェッショナルとしての歯科衛生士
―歯科医療現場でのコミュニケーションのコツ―

 1. プロフェッショナルとは…………………………………………………………………105
 2. クライエントとは…………………………………………………………………………107
 3. プロフェッショナルのコミュニケーション…………………………………………109
 4. プロフェッショナルは何を話すか、何を聴くか、その態度……………………112
  🌱 内容：何を話すか　112
  🌱 態度：どう話すか　114
  🌱 情報の取り方、整理の仕方　119
  🌱 話す距離　120
 5. メディカルインタビュー…………………………………………………………………122
  🌱 問診とは　122
  🌱 メディカルインタビューが大切にするもの　123

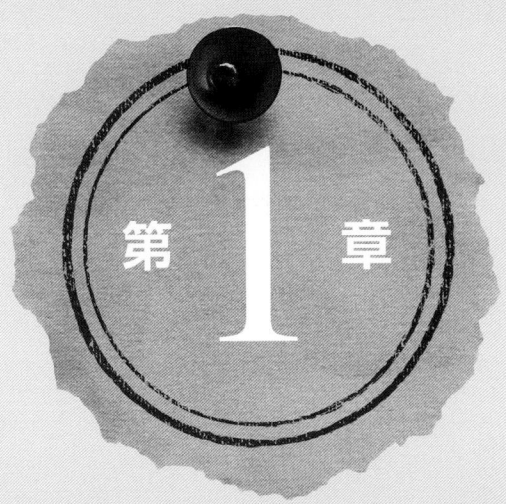

コミュニケーションを考える

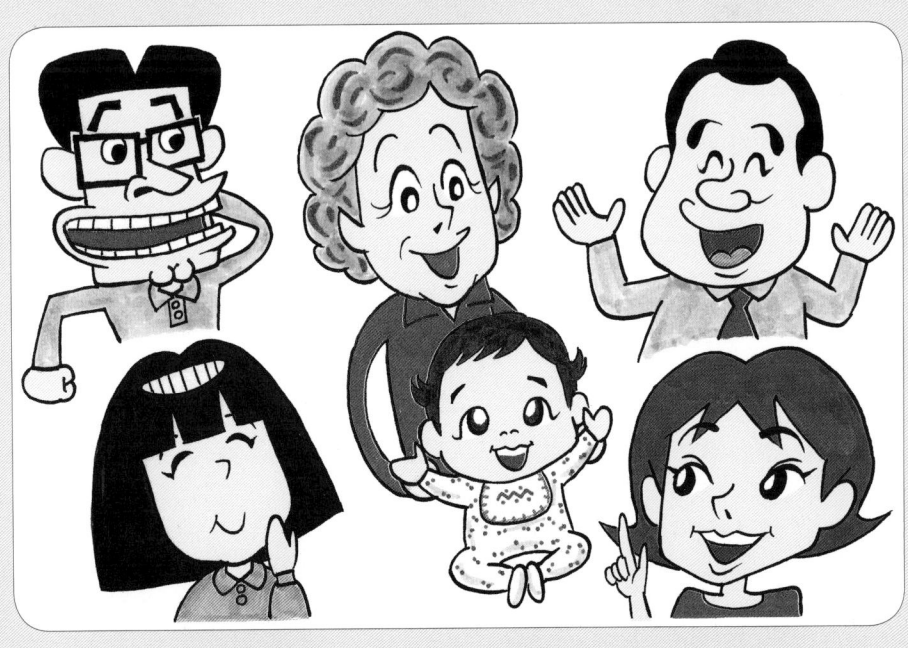

この章で学べること

　ここでは、次のような事柄について、学びます。
1. 人間は身体だけで生きているのではないこと。心の働きや、仲間の存在、生き方もとても大切であること。それぞれの一人の人を支える医療者は、身体だけではなく、コミュニケーションをとるなかで、その人たちの生活、考え方、希望などにも同じくらいの関心を向ける必要があること。
2. コミュニケーションには、他の動物では考えられないほど、人間の生活を支え、成長を促すために特別な働きがあること。単なる情報収集のほか、人間の成長に深く関わっていること。コミュニケーション抜きには、動物であるヒトは人間になることも、さらに人間として成熟することも難しいとされること。言葉が大切な働きをするコミュニケーションについて知らないままでは、人間を理解できないこと。
3. コミュニケーションは、話し手と、聞き手、その間を行き来するメッセージから作られていること。相手に伝えたいメッセージは、さまざまな通り道（チャンネル）を通って、二人の間を行き来すること。メッセージは一人ひとりがもっている辞書（暗号表）を使って、伝えたいことが文章や表情、身振りなどの記号に変換されて、相手に送られること。この大切な辞書は、他の人と同じものは二つとない、その人が生まれ育つ間に作られた、その人だけの辞書であること。
4. コミュニケーションについて学び、自分の課題を見つけてコミュニケーションをとるように心がけると、話し手と聞き手が「話してよかった、相手のことがよくわかった。私のこともわかってもらえた」という、互いに理解し合えるコミュニケーションが必ずできるようになり、人間としての成長も進むこと。

1　人間とコミュニケーション

🌱 人間の呼び名

　ひとくちに「人間」といってもさまざまだ。四本足で移動していた動物が二本足で立つようになった、そんな人間の祖先は Homo erectus「立つ人」と呼ばれる。二本足で立った人間は両手を狩猟や料理など生活のために使うようになって、脳もさらに発達したという。大脳の働きで言葉を使い、ものごとを抽象的に考えられるようになった現代の人類は、新しい呼び名のHomo sapiens「知性の人」になった。

　人間は言葉を使うだけではない、社会に生きる存在として、それぞれ固有の生活方法や様式などの「文化」のなかで生きている。こうした人間は Homo economicus「経済活動を行う人」、Homo faber「工作をする人」、あるいは、Homo ludens「遊ぶ人」（Johan Huizinga 1872–1945）と表現されることもある。さらに、「話す人」という意味の Homo loquens や、「シンボルを操る動物」Animal symbolicum（Ernst Cassirer 1874–1945）とも呼ばれる。こういう呼び名を知ると、文化、言葉、シンボル（象徴）、そして話すとか、コミュニケーションという行為を考えずには人間理解はできないと思えるだろう。

🌱 文化の中に生きている人間

　文化という言葉を聞くと面倒だと思うかもしれない。広辞苑には「文化とは、人間が自然に手を加えて作ってきた物心両面の成果である。衣食住をはじめ、科学・技術・学問・芸術・道徳・宗教・政治など生活形成の様式と内容を含む」と書かれている。このような文化は、生活についての知識や生活に対する態度を、言葉やシンボル（記号や意味）などを使って、他の人々や次世代に伝えていくための「システム」と思えばよい。人間はこのように言葉なしでは成り立たない生活様式のなかで生まれ、育てられ、生きて、死んでいくのだ。

🌱 言葉の限界

　人間は、このように形のない、目に見えないものについても言葉を使って他の人に伝えたり、説明したりすることができる。形があって目で見えるもの、たとえば、サバ、アジ、サンマなどのように一つひとつの名前がついている個体でも全体に共通する性質を見つけて、「魚」という言葉に置きかえることもできる。「魚は体によい」とか、「人間と違って魚は水の中で生活する」という風に考えたり、言ったりできるのだ。ただ、言葉にかえてしまうと、私がサバを

第1章

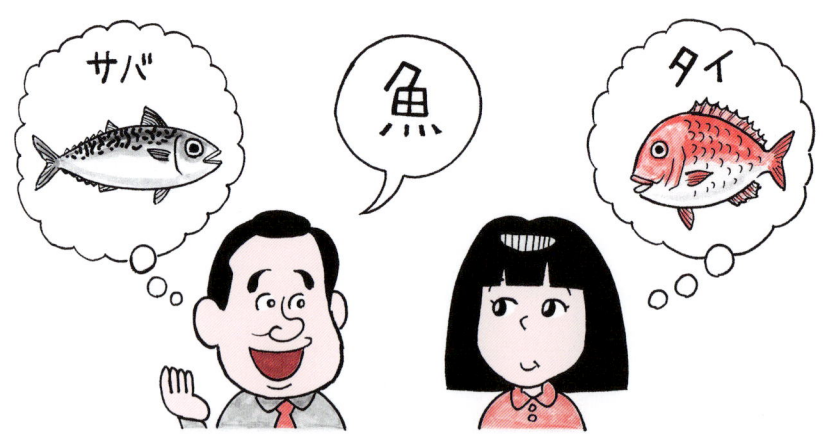

図1　言葉の限界

想像して「魚」と言ったとき、聞いた人はタイを思い出していたりすることもある。**実体のない、目に見えない、記号でしかない言葉は「誤解されるのが当りまえ」と思っておこう**（図1）。

こうした誤解を防ぐ手立ての一つは、「話をする人の文化」という背景を考えながら言葉や発言を聞くこと、「想像」しながら聞くことだ。しかし、その想像もあまりにたくましくすると、それは妄想となって、話した人の言いたいことから遠のいてしまう。相手の使った言葉や表情など（＝証拠 evidence）を大切にしながら、その人のふだんの生活も考えつつ、しっかりと証拠集めを心がけ、観察しながら聞き、何を言おうとしているかわかろうとする姿勢が何より大切になる。

言葉は、さらに、目の前にある「現在」ばかりではなく、過ぎ去ってしまった「過去」さえ生き生きと考えることを可能にする。言葉があるからこそ、思い返したり、まだ目に見えない「未来」についても言葉を使って夢を語ったりできるのだ。このように人間は記号やシンボル、言葉を用いて、考えたり、他の人に自分の考えを伝えたりできるのが特徴だ。人の人生に深く関わる医療者は、人間がこのような特徴をもっていることを忘れてはいけない。**「生物としての身体だけではなく、言葉、コミュニケーションとともに生きる人間」**という視点は、人間を大切にするための基本なのだ。

人間一人ひとりの独自性

人間は、一人ひとり他の人とは異なるといわれる。一卵性双生児で遺伝子の DNA 配列がすべて同じでも、生まれて後の人間関係から受ける刺激はすべて同じとは限らない。そうしたさ

まざまな刺激を受けるうちに、双子であってもつくられる性格が徐々に異なってくる。それは、文化というそれぞれの生活様式のなかで人は育つからだ。人が使う「言葉」も、その言葉によって生まれる「その人の考え方」も、文化のなかで作りあげられる。「3. コミュニケーションの成分（p.12）」で詳しく述べるが、人の言葉は、成長過程でその人がこしらえてきた「辞書」から生まれる。人間の脳は、これまでの生活のすべてがつまった「辞書」の置き場所なのだ。

　日本語を使う歯科衛生士なら、その人の辞書は日本語で書かれ、歯科衛生の専門用語も豊富に書き込まれているだろう。あるいは、宮城県の気仙地方で生まれたクリスチャンなら、ケセン語で書かれた聖書*の言葉も書きこまれているかもしれない（*ミニレク p. 20）。「神様んすぅ、神様んすぅ、なしておれぁどごぉ見捨てやりぁしたれ？」と、日本語訳聖書では「わたしの神よ、わたしの神よ、なぜ、わたしをお見捨てになるのか？」であり、ヘブライ語で育った人の辞書ならば「エリ、エリ、レマ、サバクタニ」と読める言葉で書かれている、それが人それぞれの辞書と呼ばれるものなのだ。

　このように、人間一人ひとりは、生まれ育つなかで作りあげられた辞書（後述のメッセージの項で説明するが、一般には「**暗号表**」と呼ぶ）を用いて、言葉を作り、文章を作り、考えを広げ、深め、さらに辞書のバージョンアップをし続ける。人が他の人に何かを伝えようと思うときは、言いたいことを自分の辞書のなかにある言葉や言い方、文章を探し、作りあげていく。

　このように、ここでいう「辞書」とは、一人ひとりすべて異なるもの、そこにある言葉が一番自分にしっくりくる、まさに、「その人そのもの」ともいえる大事なものだ。しかし、この自分の辞書がコミュニケーションで時には邪魔をする厄介者にもなる。その理由は、メッセージの項で詳しく述べる。

2　コミュニケーションの働き

　さて、人間にとってコミュニケーションはどのような役目をもっているのだろうか。「動物」としての「ヒト」から、文化をもち、社会性をもつ「人間」へと成長するために必要なコミュニケーションの働きを知り、さらに医療の場で情報を得るためのコミュニケーションの働きについても、あわせて考えていこう。

❀ コミュニケーションは人間を成長させる：「人間生理的早産説」から

　動物学者のポルトマン（A. Portman）は、「人間とは何か」を知りたくて、サルなどの動物

第1章

と人間の胎児・幼児の形や体の働きを比べた。そして、動物の仲間でもある「ヒト」の子どもは母親の子宮の中の 10 カ月で生長し生まれてくるものの、この子宮の中だけの 10 カ月間（平均的には約 9 カ月間、280 日＝いわゆる十月十日）では、「人間」の特徴である大脳の発達が十分に進まず、到底「人間」の子どもとは呼べないとした。

というのは、10 カ月の月が満ちて無事に生まれ落ちた新生児は、歩くことも話すこともできないからだ。このようなヒトの新生児は他の動物と比べるとまるで未熟児だ。それでも満 1 歳の誕生日を迎えると、話すこと、歩くことができるようになる。生まれてすぐに歩き、親とコミュニケーションをとる他の動物の新生児を観察したポルトマンは、「人間」の子どもは本来この 1 歳の誕生日を迎えた姿で生まれるはずだと考えた。それならば、受胎して満 1 歳になるまでの 21 カ月間、子宮の中に居続ければ、ヒトの子どもも産まれたときに脳の発達した人間の子どもの特徴をもって生まれてくるのだろうか？

しかしポルトマンは、21 カ月間子宮の中に居続けるだけでは、高度な働きをする人間の脳ができるために必要な刺激が不足し、一刻も早く脳の発達に必要で適切な刺激、すなわち、他の人間から受ける言葉の刺激やコミュニケーションなどのシャワーを受ける工夫が必要だとした（図2）。ヒトとしての成長の終わる妊娠 9 カ月目に、本来の 21 カ月より 12 カ月（1 年間）早く母親から産み落とされること（早産）が人間になる条件だと結論づけ、「人間生理的早産説」を唱えたのだ。

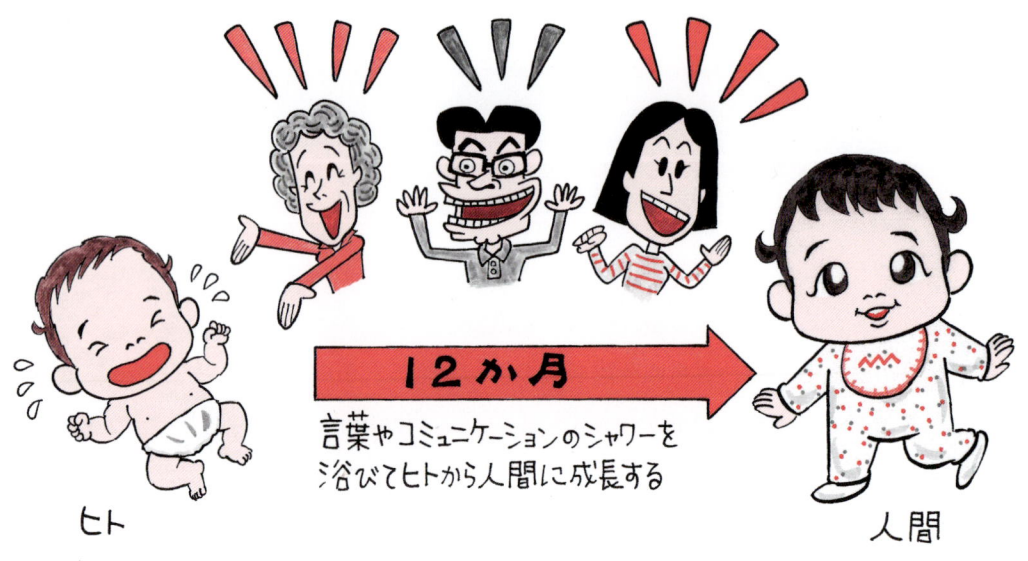

図2　コミュニケーションは人間を成長させる

大脳の発達に必要な言葉やコミュニケーションの刺激を受けるために早産されることが、ヒトから人間になるために必要だというこの仮説から、言葉やコミュニケーションには「ヒト」が「人間」に成長していくための役割があると考えられる。

コミュニケーションは人間を成長させる：人格という考え方から

もう一つ、コミュニケーションが人間の成長に必須であるという考え方を紹介したい。カウンセリング心理学などでは人間関係を「**人格的相互関係**」と表現することがある。人間一人ひとりに備わっているとされる「人格」と、他の人間の「人格」が互いに関わり合う関係をさす。

人格という言葉は難しいと思うかもしれないし、人によっては、英語の person に由来するラジオ番組などのパーソナリティーという言葉を思い出すかもしれない。person という言葉は、劇で用いられる仮面を意味するペルソナ（ラテン語）を語源としている。キリスト教を背景とする哲学などからまとめられた考え方（概念）である。知性と意思とを備えた独立の主体としての「人格」が人間には備わっているとする考えだ。

このごろ、医療現場ではインフォームドコンセントが当たり前になっている。なぜ、インフォームドコンセントが大切といわれるのだろう。人間一人ひとりにこうした人格が備わっていると信じられているからで、この人格という概念を知らないまま、インフォームドコンセントを行うことは、猿真似でしかない。

繰り返しになるが、人格とは、①私はほかの誰でもない、またほかの誰にもなれない、自立し、独立した存在で、②理性をもち、③自分のことに気づくことができ、④自分に関する事柄を自分で選ぶことができ、⑤自分が選んで行った行動に責任を取ることを知っている。さらに大切な点は、⑥私は他の人格と互いに関わり合うこと（人格と人格の相互的関係）によってのみ成長する、という特徴をもつとされることだ。人と人が丁寧に話し、聴き、互いに理解し合おうというコミュニケーションで結ばれた「人格的相互関係」があってこそ、人間は成長・成熟していくというのだ。

上記の「人間生理的早産説」と並んで、「人格」という概念からも、コミュニケーションが人間としての成長に深く関わる働きをしていることが示唆される。こうした二つの視点からのコミュニケーションの働きを being oriented communication（存在を重視するコミュニケーション）と呼ぶことにしよう（表1）。

第 1 章

表1　医療者と患者のコミュニケーションの働き

	情報収集のためのコミュニケーション （doing oriented communication ＝行為を重視するコミュニケーション）	人間の成長を促すコミュニケーション （being oriented communication ＝存在を重視するコミュニケーション）
医療者と聞き手	情報収集の主人公としての医療者 話し手の行為の対象としての患者	支援者としての医療者 主人公としての患者
関わり方	専門家としての医療者から、治療などのための命令や操作、アドバイスをする 患者は、医療者から伝えられた指示やアドバイスを守るように努力する	人間として患者が育つために、医療者は話を聞き、そのうえで必要なときには同じ人間として、自分の考えや気持ちを伝えることも互いの理解のために大切 患者は、医療者と話すなかで自分に気付き、将来なりたい自分のために必要だと確信できたことを自分から実践する
結果	医療者が必要な情報が得られる 医療者からの専門的な指示、教育により、患者の行動が変わることが期待される	医療者も患者も、互いの情報を共有できる 医療者も患者も、結果として成長し、これからの二人の行動がともに変わることが期待される

コミュニケーションで情報を収集する

　病人*の効果的な治療には、まず、医師や歯科医師が病気などについて「情報」を収集し、診断し、病名を決め、病人を患者*としてからその後の治療の過程に進む必要がある（*ミニレク p.128）。情報とは、一般でいう病気に関わる事柄で「いつから、どのように、何を」などだ。

　一昔前は、医者が病人からそうした情報を聞き出す行為を「問診 History taking」と呼んだ。History というくらいだから、まさに病人の過去の歴史を医師が知ろうと聞いていく。時には、警察官の尋問のような「上から下目線」風なものもあった。この問診の主役（主人公）は医療者で、病人の過去について医師が知るべきこと、知りたいことを聞き出して問診は終わり！ということも少なくなかった。

　しかし、専門家である医師は身体的な疾病*とともに、生活をしている人間、社会に役割をもって生きている人間としてのその人が困っている病気*についても必要な情報を収集して治

表2 コミュニケーションの働きと患者・医療者の関係

	情報収集のためのコミュニケーション	人間の成長を促すコミュニケーション
患者の義務	指示を守る コンプライアンス*がよいとか悪いという	治療方法を自分も充分に理解し積極的に実践 アドヒアランス*が高いとか低いという
患者と医療者の関係	指示する側－指示を受ける側としての関係 親と子ども、教師と生徒のような関係	平等な大人同士、パートナーとしての関係 互いに積極的に関わる関係

(TS. Szasz と MH. Hollender（1956）の「医師患者関係」を改変)

*コンプライアンス：患者が医師の処方箋通りに薬などを服用すること。すなわち医師の指示を患者が遵守することをいう。「服薬遵守」と訳されることもある。

*アドヒアランス：患者が積極的に治療方針の決定に参加し、医師と合意した治療方針に自発的に協力すること。

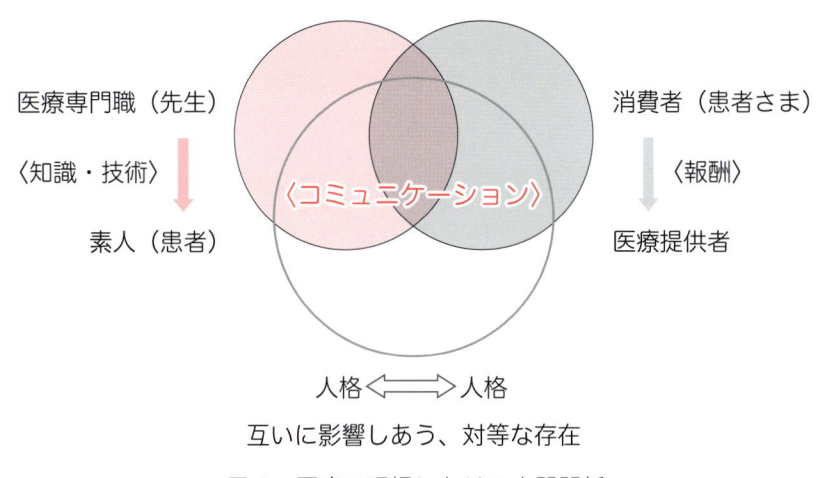

図3 医療の現場における人間関係

療を進める義務があるということが、最近重視され始めた（*ミニレク p.41）。そのために、医師には、病人がさまざまに話してくれる内容を、「疾病関連」と「病気関連」の内容に交通整理しながら聞いていくための作法が必要と、問診に代わって注目されている「医療面接」は教えている（p.122 メディカルインタビューを参照）。

とにかく、病人が身体の変調などをきっかけに痛みやだるさ、苦しさを訴えているのであれば、医師や歯科医師はまず「When, Where, Who, What, Why, How」の5W1Hで質問し、診断と治療に必要な情報を効率的に集めなければならない。こうした働きのコミュニケーションを doing oriented communication「行為を重視するコミュニケーション」と呼ぶことにす

る（表1）。

　先の「being oriented communication」もこの「doing oriented communication」も、どちらもそれぞれ医療の現場では大切だ。ただ、コミュニケーションのとり方によっては、医療者と患者の関係が対等な人間同士になるか、あるいは医療専門職（先生）と素人（患者）や、消費者（お客さまとしての患者さま）と医療提供者などのように、上下関係が変わってくることを知っておこう（表2、図3）。

⚜ コミュニケーションで行動が変わる

　一般には、コミュニケーションの働きは、A・B二人による①互いの情報の共有、②それに続く行動の変容であるとされる。

　話し手Aが、聞き手Bに「何か」を伝える場面を考えてみよう。たとえば、「今日は雨になるかも知れないとテレビで言っていた」という情報と、さらに「雨ならば傘が必要で荷物が増えるな」という自分の考え（悩み）や、「せっかく楽しみにしていたのにがっかりだ」と今、感じている感情や、「天気予報が外れればいいのに」という希望などを、話し手Aは言葉・声・手振り・身振りなどで相手に伝える。すると、聞き手Bは言葉・声・話し手の表情などをまとめてとらえ、話し手が自分にどのようなことを伝えようとしているか、自分なりに考え（解釈して）、理解する。

　そして、もっと情報が欲しいときや、話し手の考え・感情・希望についてもっと知りたいときは質問をする。また、相手の言っていることがよくわかったと思うと同感の表情でうなずいたり、時には自分も「傘を用意する」ことにしたり、なかには「天気予報官になろうかな」と将来の目標まで考え始める聞き手も出てくるかもしれない。話し手もその決意を聞けば、「自分は将来何になろうか」を考え始めるきっかけになるかもしれない。これが、二人の間での①「情報共有」と、話し手・聞き手双方の②「行動が変わる（行動変容）」ことである。

　話し手が聞き手にある行動を起こして欲しい（希望）ことがわかれば、聞き手はその行動を起こすかもしれないし、聞き手にとってその希望が受け入れられないなら、声に出して断るかもしれない。断りや拒否の場合でも、話し手とのコミュニケーションで聞き手の行動は変わっていく。変化する方向が、受け入れか、断りかのように反対にみえるだけで、反応（respond）していることには変わりがないからだ。

🌱 コミュニケーションは相手を認めること

　受け入れにせよ、断り（無視とは違う）にせよ、コミュニケーションをとる二人が積極的に相手に反応し、上に述べた関係のように互いの存在を認識できれば、情報の共有と行動の変化は起こる。言いかえれば、コミュニケーションとは、互いを認め合っている関係なのだ。

　日常的に行われる「挨拶」も、実は相手を認めているという意味で重要なコミュニケーションの一つだ。"『おはよう』との一言も心をこめて言ったなら、言われた人は日暮れまで気持ちよい日を過ごすでしょう"（讃美歌「愛のわざ」より）

　まさに、一言の挨拶も相手から「あなたを認めています」との思いが込められれば、言われた人は自分が認められていると確信し、存在を認められている居心地のよさを味わう。「おはようございます」に対して、「（下を向いたまま）ああ、おはよう」と言う、言われたから言うよ風の挨拶（まったく応答がないよりましですが、声のトーンから相手の別の思いが伝わってきてがっかりするだろう）と、「（顔をあなたに向けて）おはよう！」という挨拶の違いを知って欲しい。一言の挨拶に反応をもらえないと、「無視された」とか「居てはいけないと思われている」と感じ、人は孤独感を深めることさえある。

　以上、コミュニケーションは、ある行動を遂行する（doing）ためのものであると同時に、人が生きていく（being）うえで欠くことのできない「認め合う」という大切な働きもあることを忘れないで欲しい。クラーク博士の「少年よ、大志を抱け！」で有名な札幌農学校の卒業生で旧五千円札に登場した新渡戸稲造（東京女子大学初代学長）は、**doing** という言葉に「行為業績[*]」、**being** という言葉に「人格形成[*]」という訳を当てた（[*]ミニレク p.33）。「その人が何をするか」は「その人がどのような人であるか」による、と説いた。行為は、あくまでも結果であって、最も重要なことは「人のあり方」であるとの主張だ。行為のためのコミュニケーションも大事だが、人間が成長していくためのコミュニケーションの働きを知って、人間としてのあり方を実践しながら生きていく人であってほしい。人格をもつ人間が成長するとは、人との関わりや交わりのなかで自分自身に気づき、自分が責任をもって、自分らしく生きていくことであることを承知していくことである。志の高い、患者さんから感謝される歯科衛生士をめざすならば、コミュニケーションの being への役割、成熟していくためのコミュニケーションの実践者でなければならないだろう。

第1章

3　コミュニケーションの成分

　さまざまな働きをするコミュニケーションの成分について説明をしていこう。成分とはコミュニケーションが成り立つために欠かせない要素だ。まず、「話し手」と「聞き手」、その間を行き交う「メッセージ」、そしてメッセージの通り道である「チャンネル」と、辞書としての「暗号表」についても述べておく。

🌱 話し手と聞き手

　話し手は**スピーカー（speaker）**、発信者ともいう。コミュニケーションをとる二人の人間のうち発言している人が「話し手」だ。このとき、話し手は「**発話権（ターン turn）**」をもっているという。このターンが交代すれば二人の間で話が続いていく。今の話し手も、相手が話すようになると「聞き手」になる。こうしたターンの交代は、発言者が決める場合もあるし、聞き手が話すことを要求して交代する場合もある。ふだんの生活では、「次はあなた」と言葉でターンが交代されるより、**ジェスチャー（Body language）**で相手に要求するとか、話すようにしむける場合が少なくない。相手の様子をよく見ていないと、こうした言葉に表現されない要求を見逃すことにもなる。二人での話を続けたいと思うならば、聞き手の様子に気を配りながら話したり、聞いたりすることが大切だ。

　大事な話をするときは、相手の目を見るようにといわれる。しかし実際は、目だけではなく、表情、姿勢、足や手の動きも観察しつつ、関わることが大切である。聞き手が首をかしげるのは、「話が少しわからない」という気持ちから「首かしげ」が表れたのかもしれないからだ。観察は話し手が常に心がけなければならないことである。

　話をしていると、聞き手のなかに考えや悩み、希望などのさまざまな「気持ち」が起こってきて、それが目に見える行動（ジェスチャー）にも表れるから、その様子を観察（証拠集め）しながら、話をしていくことだ。変わった様子に気づいても、無視して話し続けてしまえば、話だけは続いて「話題」にだけ関心が移り、相手という「人間」には関心の向かないコミュニケーションになってしまう。それはこの本でめざすコミュニケーションではない。

　また、相手の様子は話している今の私への評価でもあるのだ。話し手である私の話し方、内容、スピードなど、相手にわかってもらえているかどうかの、大切なリアルタイムでの評価だ。それを見ながら、自分の話しっぷりを変えていかなければならないのは、話し手の当然の義務である。

聞き手はレシーバー（receiver）、**受信者**ともいう。聞き手について大切なのは「聞き手と話し手とは異なる人間である」ことだ。当たり前のようだが、人間は一人ひとり異なる。話し手が言うことを聞き手がそのまま理解するとか、理解できるなどというのは所詮、無理なのだ。話し手が話しはじめると、聞き手のなかにも、その話、声、様子などを聞き、見て、いろいろな考えや感情が流れ始めることで顔や身体に変化が起きる。聞き手も話し手に対して、このように全身全霊で何かをアピールしているのだから、話し手はそれに敏感にならなければいけない。

　もう一つ、話すときは、聞き手に「聞く」用意ができているか、環境が整っているかに話し手は注意する必要がある。目の不自由な人にはメモ情報は不適だし、耳の不自由な人には声の情報は届かない。同じように、騒がしい場所や時間のないときに込み入った話をするなど、聞き手の準備状況と環境に配慮しないコミュニケーションはうまく進まない。聞き手の心は落ち着かず、伝える内容も納得するまでには至らないからだ。

🌱 メッセージ

　話し手から聞き手に送られる伝言や挨拶がメッセージだ。広辞苑によると、「言語そのほかの記号（コード）によって伝達される情報」だとされる。

1）メッセージの内容（コンテンツ）

　メッセージに含まれる内容は、紙に書ける「**文字**」（言葉・文章）、「**音声**」（セリフのほか、「アッ」「エー」などの感嘆詞、語りの声音、スピードなど）と、「**ジェスチャー**」（仕草・body language）がある。メッセージにはこの3要素が含まれる。

　ここでの重要な点は、話し手が言葉にするまでには至らなかった自分の思いや感情はもちろん、聞き手の思いや感情なども、自然とそれぞれの顔や姿勢に現れて、相手に伝わっていってしまうということだ。話し手や聞き手が意識して送るのではなく、"自然にこぼれてしまう"ジェスチャーで、言葉はなくとも、その人の本心や態度、様子が知れるとはよくいわれることだ。とくに言いにくいことを面と向かって言わなければならないようなときは、聞き手が「何だか歯に衣を着せたような感じで、おかしいな」と思い、相手が何を言いたいのか、話をどう理解すればよいのか、迷うことも少なくない。「**言葉**」、「**音声**」、「**ジェスチャー**」の3要素から伝わってくる内容が食い違うからだ。

　たとえば、院長から「今日、残業ね」と言われた若い歯科衛生士を考えてみよう。院長の指

表3　話し手の思いを伝えるメッセージの3要素

Verbal（言葉）	7%
Vocal（音声）	38%
Visual（ジェスチャー）	55%
	100%

（メラビアン）

示に対する返事はポジティブな言葉の「はい」だった。でも、いつものような声の調子とはちょっと違って平坦なのだ。仕草は、というと、片付けの途中だったらしく、待合室の雑誌の『Cancam』のページに目をやりながら、という風だ。

　この歯科衛生士の「**言葉**」、「**音声**」、「**ジェスチャー**」の3要素からなるメッセージから、院長はどのような歯科衛生士の意思を汲み取っただろうか。喜んで残業をすると思ったか、それとも、拒否したいという意志を受け取っただろうか。

　ジェスチャーの研究で有名なメラビアン（**A. Mehrabian**）は、このように、相手からのメッセージの言葉や音声、ジェスチャーに食い違いがある場合、そのメッセージを理解しようとする聞き手がもっとも重視するのはジェスチャー、次が音声で、紙に書きだせる言葉についてはほとんど理解の根拠には利用されないという、表3に示したような数値を報告した(Nonverbal Communication, p181, Aldin・Atherton, Inc, 1972)。この数値については、すべてのコミュニケーションに当てはまるものではないともいわれるが、人間のコミュニケーションは後に述べるように、話し手自身でさえ、本当に何を言いたいか、明確にして言葉を選んで伝えられるとは限らない。とくに、患者のように自分の不安や悩みなど、混沌とした感情を抱えながら自分の思いを相手に伝えようとした場合、聞き手への遠慮や、躊躇などもあり、3要素のメッセージが必ずしも一致するとは限らない。

　最近のメールでのやり取りでも、文字だけでは相手に誤解されやすいと不安になり、絵文字を添える場合が多い。この数値を知ると、視覚に訴える表情がどれほど影響をもつか、理解できるだろう。写真の情報量は文字の情報量とは比べ物にならないほど大きい、ということなのだ。

2）メッセージの通り道としてのチャンネル

　メッセージは、声ならば耳を通って、メモであれば目を通って脳に届き、その意味が理解される。梅の花の香りは、鼻の奥の嗅覚を刺激し、人は春の訪れを理解する。自然界の生き物の

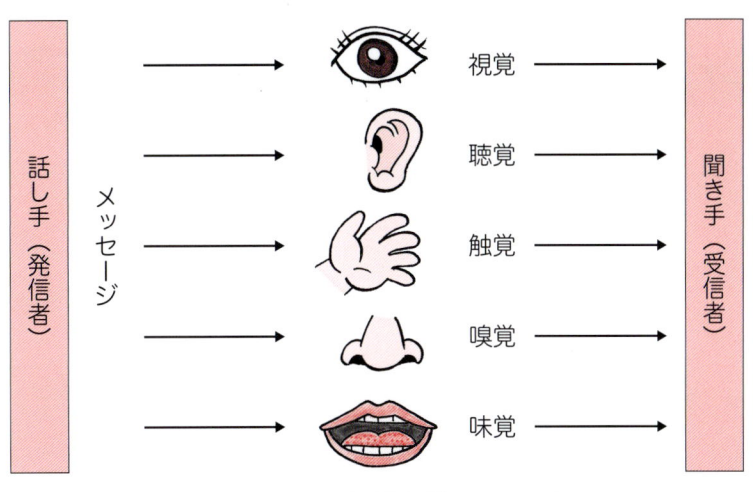

図4　メッセージの通り道　チャンネル

メッセージは、フェロモンのように嗅覚で伝わるものが多い。このように、メッセージ（情報）の性質によって、発信者から受信者に伝わっていく通り道が異なる。耳も目も不自由な人は指点字*という触覚を介してのコミュニケーションをとる（*チョットイイ話 p.93）。こうしたメッセージの通り道を「**チャンネル**」と呼ぶ。

　それぞれのメッセージに適したチャンネルが通じていないとメッセージは届かないし、コミュニケーションは成立しない（図4）。〈話し手と聞き手〉の項でも述べたが、話し手は、相手が利用できるチャンネルが開いているか（見えるか、聞こえるか、あるいは落ち着いてチャンネルを確保できる状態や環境か）に配慮することが大切だ。

　メラビアンの数値からわかるのは、発信者からのさまざまな情報がメッセージとして、同時に複数のチャンネルを通って相手に伝わってくることだ。ロミオの「愛している」という聴覚のチャンネルを通ってのメッセージは、視覚のチャンネルを通って見える身体や顔の動きとともに、すべて「ジュリエットを愛しているロミオ」が伝わってくる。けれども、「愛している（から結婚して欲しい）」と耳元でささやく結婚詐欺の、文字として書けば真実らしいその言葉を運ぶ声や目つきは、言葉とはウラハラの情報を伝えている（はずなのに、なぜ、ひっかかるかなあ！）。（恋は盲目！だから仕方がないけれど）理性的に観察すれば、いくつものチャンネルで同時に伝わってくるコンテンツが一致していないはずなのだ。これを、メッセージのマルチ・チャンネル性と呼ぶことにしよう。メラビアンの数値はマルチ・チャンネルのメッセージがそれぞれ運ぶ情報量を示している。

　これに関連して考えておきたいことがある。コミュニケーションはキャッチボールにたとえ

第1章

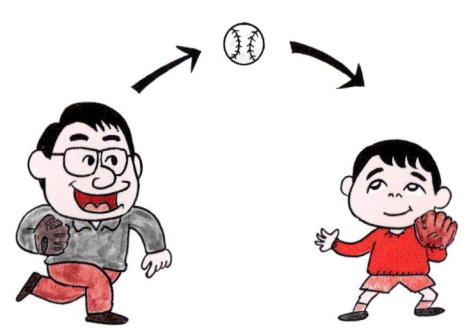
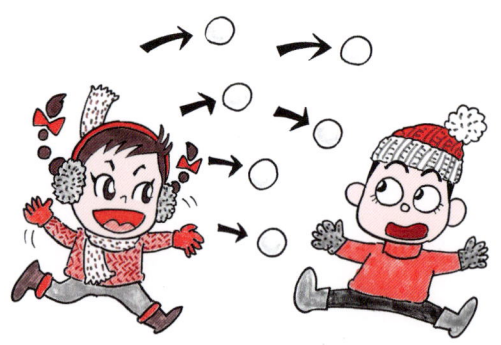

メッセージをたった一つのボールにできたときは「キャッチボール」

言いたいことがまとまらないメッセージを伝えようとするときは「雪合戦」

図5　コミュニケーションはキャッチボール？　雪合戦？

られることがある。ピッチャーが投げた、その一つのボールをキャッチャーが捕り、そのままそのボールを投げ返すのがキャッチボールだ。そこで、あなたに質問したいと思う。あなたは相手に理解して欲しいことを明確な一つの言葉、文章にして（一つのボールにして）聞き手に届けているだろうか。そして、聞き手はそのボールを的確にキャッチ（私がわかって欲しいように理解）して、まちがいなく投げ返して（応えて）くれるのだろうか。答えが「？？」となると、コミュニケーションをキャッチボールにたとえるのは、理想でしかない。

　さまざまな情報をもつメッセージがマルチ・チャンネルで同時に送られていることを知った今、聞き手に的確な理解をしてもらえるとは、到底思えないだろう。そのうえ、話し手であるピッチャーがたった一つの意味しかもたない明確な言葉（ボール）を投げられるとは限らないのだ。

　だから、実際のコミュニケーションは、キャッチボールというより、たくさんの雪の球が同時（マルチ）に飛び交う雪合戦にたとえたほうがよいというのだ（杉本なおみ『医療者のためのコミュニケーション入門』精神看護出版、2005）(図5)。さまざまなメッセージが、たくさんの雪の玉のように次々と投げられてくるから、そのたくさんの雪の玉をこちらの勝手な好みで選んで捕ったり、当たらないようによけたりするのが現実なのだ。まして、あろうことか、話しの最中に相手の話をさえぎって、聞き手が言いたいことを言ってしまったり、ジェスチャーでうれしいとか嫌だとかのメッセージが送られることもある。受信者が相手からのメッセージをキャッチする前に、新しい別のメッセージをこしらえて発信者に投げたりするのだから、キャッチボールというより、雪合戦のたとえがぴったりだ。メッセージがマルチ・チャンネルを通って伝わる特徴も合戦の原因なのだ。

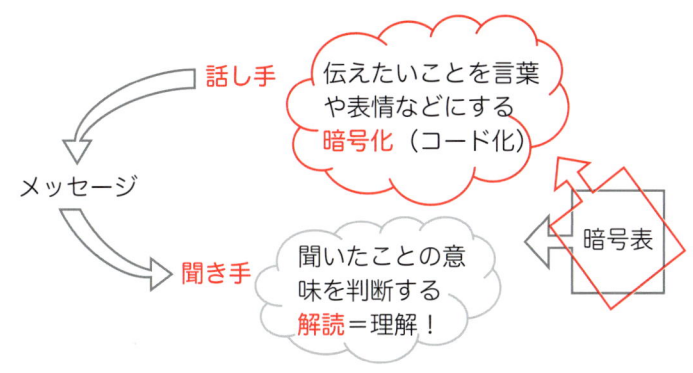

図6　メッセージが作られ相手に理解されるまで

3）メッセージを作るときに使われる暗号表

メッセージをつくるときに必要な「暗号表」について説明しよう。「歯科衛生士さんのような女性」と言われたとき、どんな女性を思い浮かべるだろう。清潔で凛とした中年女性か、若くて華やかでかわいらしい女性か。それとも、歯科衛生士であり大学教授でもある、なおみ先輩（p.21）のような女性を思い描くのだろうか。同じ「歯科衛生士」という言葉（記号）でも、それぞれ理解の仕方はちがうのだ。

メッセージは「記号」で伝えられる情報だ。ここでの記号とは、言葉・音声・ジェスチャーだ。〈言葉の限界〉の項でも述べたが、「魚」という言葉（記号）からある人はサバを、他の人はタイを思い起こす。話し手が使った「魚」という言葉は、ある「辞書」を参考にして選ばれている。その辞書とは、だれでもが頭の中にもっている「暗号表（code book）」と呼ばれるものだ。話し手が自分の言いたいことや気持ち（知情意＊）を言葉（記号）に置きかえて（暗号化して）他の人に伝えるときに使う辞書だから「暗号表」と呼ぶ（＊p.113 知情意を参照）。同時に、「魚」と聞いて「サバ」を選んだ受信者が紐解いた辞書も「暗号表」だ。しかし、その暗号表は「話し手の暗号表」ではなく、「聞き手のその人だけの暗号表」で、話し手の辞書とは別のものである。

メッセージ、伝えたいことを自分の暗号表を使って言葉や音声、ジェスチャーなどの「記号」に変換する過程を「暗号化（encode）」という。さらに、「魚」という他の人の言葉を聞いた聞き手が「サバ」を想起する過程を「解読（decode）」と呼ぶ（図6）。世界中の一人ひとりがそれぞれ独自の暗号表をもち、言いたいことをさまざまな言葉や文章に暗号化し、時には、渋い顔や笑顔という記号に置き換え、聞き手に送る。そこで、聞き手の暗号表で解読されて「あっ、そういうことか」と理解されるのだ。この流れが、メッセージが作られて相手に理解され

第1章

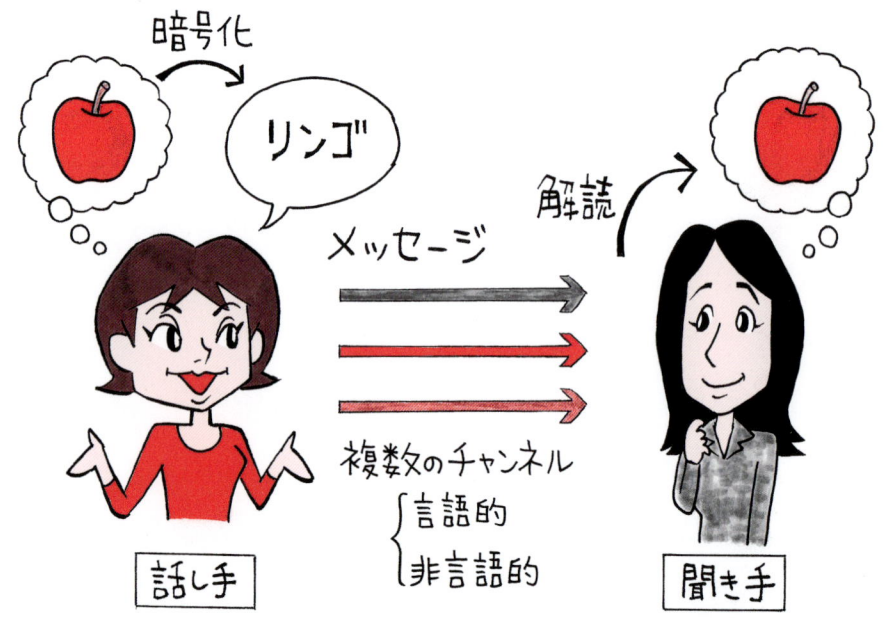

図7　メッセージが相手に正しく理解されるまでの流れ

るまでの全行程だ（図7）。

　話し手の思いや、言いたいことは品物のようにそのまま相手に手渡すことはできない。話し手が思っていること、言いたいことは、ふだん自分が使っている「暗号表」をもとにまずは頭の中で言葉や物語にする。それをセリフや表情にのせて相手に伝えるよりほかに伝えようのない「形のないもの」が人の考えや思いだ。異なる暗号表を使って、互いの考えや思いを互いが理解し合うのだから、暗号の読み間違い（誤解）はコミュニケーションにつきものと知っておくことだ。

　暗号表は、人が生まれ育つなかで、周りの人々から教わり、作り上げてきたものだ。文化が、生活が、そして使っている言葉が異なれば、暗号表の中身は異なる。〈人間一人ひとりの独自性〉の項でも述べたが、岩手県気仙地方の方言（ケセン語）に慣れた人々のための「ケセン語訳聖書」は、自分たちが生まれ育ったなかで作ってきた暗号表の言葉で書かれているから、標準語の聖書よりその人たちの心に沁みる。自分とは異なる人の暗号表に書かれている言葉は、なかなか理解しにくく、心に沁みにくい。

　繰り返すが、暗号表は、一人ひとりすべて異なる。まさに、暗号表は「その人」そのものだ。こうした自分らしさは大事だが、人と理解しあうときには邪魔もする。話し手と聞き手の暗号表は、二人がそれぞれ独自の存在であると同じように、まったく異なる暗号が書かれた別の暗

号表だから、なかなか言葉や表現も互いにしっくりこないのだ。「赤」と言われて、赤ワインを想像する人も、夕日の朱色を思う人もいる。たった一文字の「赤」でさえ、それぞれの文字の捉え方があるのだから、もっとたくさんの言葉でできている物語などを聴いて他の人が理解しきれることなど、厳密にはありえない。

けれども、ふだんのわたしたちは、「あの人の気持ちがよくわかった。話してよかった」とか、「ていねいに時間をかけて話しあえば、人と人はわかり合えるものだ」と言ったりする。他人とは違うそれぞれの暗号表をもつ者同士が、各々の暗号表を基に作ったメッセージを送って、本当によくわかりあえるのだろうか？　時間さえかければ、互いにわかり合えるのだろうか？

どのようなときに、わかってもらえたと思えるのだろう？

どのようなときに、わかったと思えるのだろう？

4　互いに理解し合うコミュニケーションとは

互いに理解し合うコミュニケーションを進めるには、ここまでの内容をよく承知したうえで、次のことを心がけることが大切だ。

① 人間は一人ひとり異なる暗号表をもっていることを胆に銘じる。
② 人間同士、簡単には互いに理解し合えないと覚悟を決める。
③ 相手の話を聞いた自分の理解（の仕方）が正しいとは決して思わない。
④ 人はいろいろな文化のなかでそれぞれの価値をもって生きていることを承知し、自分の考えや価値観が常に正しいとは限らないという考え方（相対化）をできるようにしておく。
⑤ 相手の言葉にはそれを使った理由がそれぞれあるから、その言葉をむやみに自分の言葉に置きかえず、そのまま、あるがまま、「自分に伝わってきて、わかった」と思うことを、言葉にして相手に「この理解でよいか？」と確かめていく。
⑥ 確かめの際には、「わかったこと」を**「言葉」**で確かめるとともに、相手に教えて欲しいと伝える声も姿勢も表情もすべてのチャンネルから同様のメッセージで伝わるように、心から相手を知りたいと関心をもち、全身全霊で向かっていく。
⑦ 「わからないこと」は「わかったこと」より多いのが当たり前だから、まず、相手を理解しようとするときは、「わかったこと」を確かめつつ徐々に確実にして、

第1章

はじめから「わからないこと」を追いかけて明確にしようとする「質問」はしない。
⑧ 自分の話を相手にわかって欲しいときは、相手のチャンネルが開いているかに配慮し、かつ、自分の発言や表情などに対しての聞き手の様子を観察して、適切に理解されているかどうか、相手からのリアルタイムの応え方・ジェスチャーを見て、自分の話し方や内容を必要に応じて変化させる。
⑨ 必要に応じて、「どのようにわかってくれましたか？」と相手に尋ねてみる。
⑩ 話し終わったときに、どんな気持ちになったかを聞かせてもらい、自分の話し方を振り返り、伝えたかったことがこちらの理解してもらいたいように理解されたかを明らかにしておく。

以上、コミュニケーションのやり取りは、暗号の間違った解読である「誤解」が当たり前と腹を決め、自分が心がけるべきことを勇気をもって実践すること。丁寧な確かめをもって、人に関心を向けて、人格的相互関係の中で一日一日と自分も成長していこう。

ミニレクチャー

ケセン語訳聖書

　東北大学で医学を修めた山浦玄嗣(はるつぐ)医師は、敬虔なカトリック信者として育ち、第二次世界大戦下の幼少の頃、岩手県気仙郡の越喜来(おきらい)村（現在の大船渡市三陸町越喜来）に疎開をした経験をもっています。大学では外科学を修め、東北大抗酸菌研究所助教授を経て、故郷の大船渡市で医院を開業。医師としての仕事の傍ら、気仙地方の方言をケセン語として研究しています。
　ラテン語のローマ字を用いてケセン文字を創り、文法を体系化し、ケセン語の辞書を編纂しました。そしてイエスの福音の言葉を、堅苦しい学者の言葉ではなく、気仙の人々の腹の奥まで響くような言葉にして伝えたいと、ギリシャ語聖書を直接ケセン語に訳しました。2004年、この『ケセン語訳新約聖書』をバチカンでヨハネ・パウロ二世に献上し、自らの朗読をCDにも収めています。
　自分の中にある「辞書」の言葉で書かれたものこそ心に沁みるのだ、という山浦医師の信念が生んだ聖書といえるでしょう。

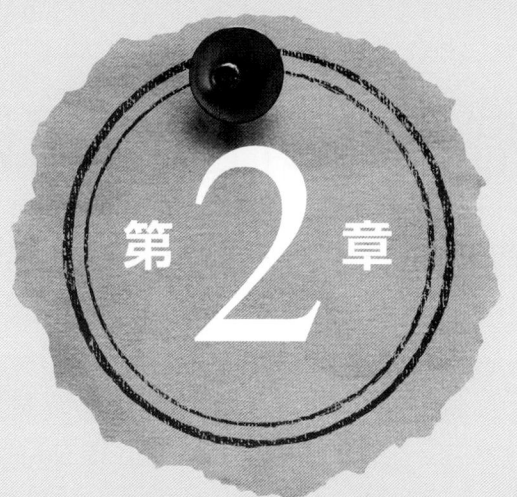

第 2 章

コミュニケーションの悩み
Q & A

現場で活躍する歯科衛生士さんの悩みを、
歯科衛生士としての経験豊富ななおみ先輩と
コミュニケーション論はお任せという、おちか女史が
しっかりと支えます

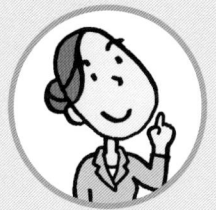

おちか女史

大学と大学院で生物学を修め、就職した歯科系大学で細菌を用いただけの研究に疑問をもち、子どもたちのむし歯と健康に関心を移し、ついにはカウンセリングを学び直した。医療者と患者の関係に対して、理論とともに「人間としてのあり方」までsuggestionをし続ける山姥化した女性。

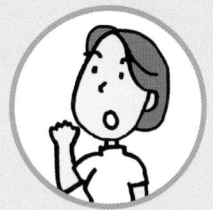

なおみ先輩

医学部を志望するも、相手校からふられ、第2志望の歯科衛生士となったが、その使命に目覚めてしまい、10年を超える歯科衛生士のキャリアをもつ。仕事を続けるなか、大学の化学科とさらに社会学科まで卒業し、現在は、大学の歯科衛生学科で教鞭をとる、歯科衛生士の大先輩。

第2章

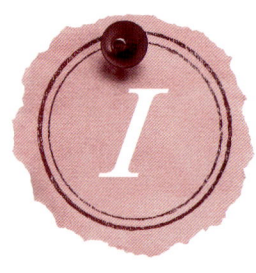

I 臨床に出る前に

1 身だしなみ

Q1 歯科衛生士としてふさわしい身だしなみとは？

スケーリングで「ずいぶん時間がかかるのねえ」と言っていた患者さんが、帰りに受付で「髪の毛を染めるヒマがあったら、もっとスケーリング技術を磨いてほしいわよね」と言っていたと聞き、ショックを受けました。たしかに私の髪は金髪に近いかもしれませんが、髪の毛の色なんて個人の自由だと思うけど……。

A1 患者さんに安心していただけるような身だしなみを心がけましょう。

不特定多数の患者さんと接する歯科衛生士は、誰にでも「安心して」関わっていただけるような外見、服装や髪型をすることが大切です。外見は最初の評価の方法として一番手軽なものなので、患者さんとの信頼関係を築く入口と考えましょう。

おちか女史：実は問題は髪の毛の色、そのものではないのね。信頼関係があればモジャモジャ頭の歯科医師でもOKの場合もあるのね。患者さんは、歯医者さんや、あなたたち歯科衛生士さんを「どんな人かな？」と知りたいものなの。信頼できるかどうか、これから治療や予防をしてくれる人はどんな人なのかと不安もあるしね。そんなときに、まず目をつけるのが外見や話し方。人間をみるときには、それが一番手っ取り早い評価の方法だからなのね。

なおみ先輩：歯医者としての力や、歯科衛生士としての技量の評価なんて素人の患者さんにはできないですものね。そうすると値踏の相手が女性なら、髪型、アクセサリー、メイクが濃いとか薄いとか、敬語はうまく使えるか、ど

んなしゃべり方をするかなど、自分がふだん他の人をみる見方で評価するのですね。

おちか女史：そう、それに合格すれば、まあいいかな、と安心するの。でも、それは仮の信頼なのね。この診療所にいる歯科衛生士さんだから大丈夫だろうという、歯科衛生士というライセンスをもっている、いってみれば公的な立場に対する信頼なのね。あなたという個人に対する信頼とはまだいえないの。公的な信頼からあなた個人への信頼にもってくることが大切。だから、患者さんの視点に立ち、特定の患者さんだけではなく一般の人が不快に思わないように身だしなみを整えることは、不特定多数の患者さんを対象にする歯科衛生士の心がけの一つなのよ。

なおみ先輩：職場には向かない自分の好みの格好は、休みの日などに楽しめばいいですよね。

そういえば、医療に関わる者としては感染や、細菌に対する知識に裏付けられた清潔さも要求されますね（ユニフォーム・爪・髪の毛・お化粧・アクセサリーなど）。ネイルアートも、ジェルだと塗り替えるまで爪を切ることもなかなかできなくて仕事に差しさわるから、仕事中は簡単にとれるマニキュアのほうがいいかもしれませんね。

おちか女史：金髪のヘアーは、衛生上の問題はないのよね。でも、そのためにかける時間の長さをおなじ女性として知っている患者さんでは、ちょっとでもその歯科衛生士のやり方（実際の技術とはかぎらない）や態度で気になることがあると、外見からその人の日常まで決めつけてしまうのね。

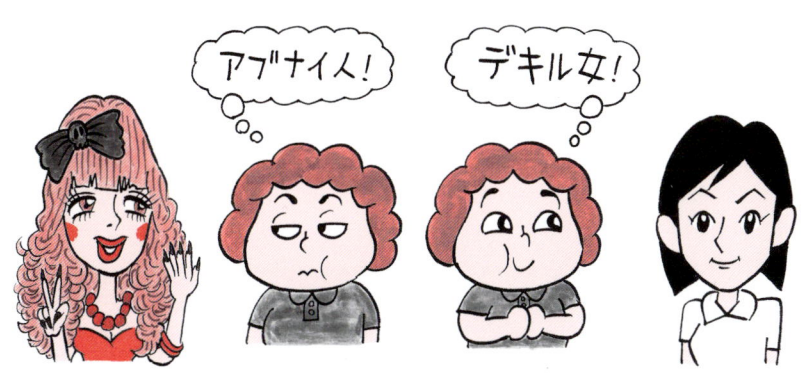

外見は手っ取り早い評価法

たとえば、オフのときは遊び歩いていて、歯科衛生士としてのスキルの研修などしてない、と勝手に決めつけるの。チョットでもやり方が気になると、そのカラーリングのせいにするというわけね。

なおみ先輩：お門違いですよね。でも、そういうことが実際にはよくあることを知っておく必要はありますね。

おちか女史：それと、ヘアーカラーとか tattoo のようなものは、ある特別なグループの仲間を意味するような「しるし」や「制服」のようになっていて、ちょっとあぶないグループに属していると思われやすいのね。

なおみ先輩：もともと、江戸時代に島流しの刑罰を受けた人の腕に施された刺青や、ナチスによるユダヤ人狩りで腕に tattoo で数字を入れたことなども思い起させますよね。今の日本では、高級ホテルのプールなどでは tattoo は断られるのですね。ヘアーカラーも、銀座和光や三越などは、明るい色はご法度になっています。若い、いわゆるギャルを対象とするお店ではどんな色のヘアーも OK とか。どんな人を相手にするつもりかによって、そのお店の身だしなみの基準を決めているようですね。

おちか女史：不特定多数の患者さんを対象にする歯科衛生士の場合は、どんな方からも「安心して」関わっていただけるような、厳しい服装の基準が仕事場では要求されるのですよ。

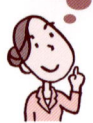

おちかさんのチョットイイ話

兵士とボディーランゲージ

　身だしなみは着ている衣服による自己紹介、ともいえるのよ。ひとつ興味深い話。軍隊では二人の人間が会うと、まず、肩章、襟章などで、相手の階級が自分より高いか低いかを識別、先に敬礼する順番が決まるそうなの。でも、だれもが裸のシャワー室では互いの名前も階級も見分けがつかない。それでも、兵士が下士官に敬意を表している場面が多くみられるというの。下士官は、自然と身についた物腰やポーズなどのボディーランゲージで、自分の地位を兵士にはっきりと伝えているのだということ。
　皆さん、制服を着ていなくても、高度な知識と気高い使命をもつ歯科衛生士としての雰囲気を周りの人々に無言で伝えられていますか？

(J.Fast：ボディー・ランゲージ，石川弘義訳，読売新聞社，1982)

2 態度と行動

Q2 歯科衛生士としてのマナーって何？
診療室で同僚と笑っていたら、声が大きすぎると先輩の歯科衛生士に「マナー違反よ」と注意されました。仕事中は笑ってもいけないの？ これって単なる先輩のいやがらせ？

A2 患者さんの視点に立って考えることが、マナーの基本です。
患者さんがどう感じるかを常に考え、患者さんに気持ちよく治療を受けていただけるようにすることが、歯科衛生士としてのマナーの基本。相手がどう考え、感じるかを「基準」にして、相手に配慮したい自分が伝わるように行動しましょう。

なおみ先輩：笑うこと自体がいけないっていうわけではありませんね。たとえば患者さんの緊張をほぐすために楽しい話になって、会話の途中でちょっと大きな笑い声をたてたとしても、それは許されますね。でも、仕事中に仲間とだけで大声で笑っているのが患者さんの耳に入れば、患者さんは自分だけ放っておかれるみたいでいい気持ちはしないでしょうね。

おちか女史：そう、大切なのは患者さんの視点。患者さんに気持ちよく治療を受けていただき、また来院しようという気持ちになっていただくことが重要ね。

なおみ先輩：その視点を忘れなければ、何が職場でのマナーか自然とわかってきますよね。

おちか女史：たとえば、患者さんから何かたずねられたとき、自分にはわからないからとその場にいる他のスタッフに、「……についてわかります？」とたずねて、もらった答えをそのまま患者さんにオウム返しに伝え直すってこと、よくあるわね。でも、それだったらあなたに代わってそのスタッフに直接答えてもらうほうが時間も短縮できるし、何より質問した人にしてみれば、まるで自分がそこにいないかのように扱われた感じもないでしょ。そういう場合も、「私より詳しいものからお話します」と一言加えるとベターね。

なおみ先輩：マナーというと、お辞儀などお行儀だけのように思うかもしれないけれど、大切なことは、相手がどのように受け取るかなのですね。

おちか女史：そう、そう。ごく普通の挨拶の「おはよう」や「こんにちは」も、実は「私はあなたの存在を気にかけていますよ、あなたに配慮したいのですよ」とか、「私はあなたの敵ではありませんよ」という、相手への思いを込めたメッセージなのよ。

　たとえば、同じマンションの住人だとわかっている人とエレベーターで二人きりになったとき、黙っているとお互いチョット気まずいことがあるでしょ。言葉ではなく、軽く頭を下げて会釈をするだけでも、「私の相手への配慮」を伝えていることになるのよ。

　「あなたを大事にしていますよ、きちんと配慮していますよ」という相手へのメッセージを、行動で示すのがマナーなのね。思っているだけではダメ、相手に伝わるように行動することが大切ね。

なおみ先輩：マナーというとホテルでディナーを上品にいただくことなどを思い浮かべますけれど、基本はどれも同じなのですね。**「相手がどう感じているかを私が気にしていることを示す」** ということですね。

おちか女史：そう、口の中に食べ物を入れたままで話したりすると、相手は汚いなと思うだろうなとか。スープを音を立ててすすったり、肉をクチャクチャと噛んだり、そうした音やしぐさが相手にとってどんな意味をもつか考えることね。不愉快にさせて、食卓での話の腰を折るかもしれないし。すべてのマナーは、相手もこちらも快く、一緒の時間を過ごせることをめざしているの。

なおみ先輩：だとすると、マナーのためにこちらも窮屈になったりしてはいけないのですね。

おちか女史：そのとおり。ふだんからそうした心配りをして、そうした「しぐさ」を身につけておかなければ、窮屈に感じてしまうでしょうね。いってみれば、マナーは相手に対する尊敬の心を表す具体的な行動、そしてそれをし続けることがあなた自身の「生き方」になっていることが大切なのね。

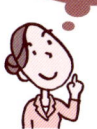

> おちかさんの
> チョット
> イイ話

ホーレンソー

　「ホーレンソー」という言葉、聞いたことがないかしら？　**報告・連絡・相談**のことです。会社に勤めると「ホーレンソー」が大切だといわれます。会社としての業績を上げるには、上司や部下の間での情報共有が大切だということからホーレンソーが合言葉になっているのね。

　でも、チョット待って。実は「ホーレンソー」は、業績を上げるためだけのものではないの。かかわっている人々全員が互いに報告され、連絡をもらい、相談されると、**「存在を認めてもらえている感」**ができてくるのね。そうしてできてくるみんなの安心感に大きな意味があるの。言いかえれば、互いが言葉にしてホーレンソーをし合うと、安心感が育ち、結果としてそれぞれがもっている能力が十分に働く環境ができるというわけ。

　いやあ、「ホーレンソー」ってすごい魔法の言葉なのね。

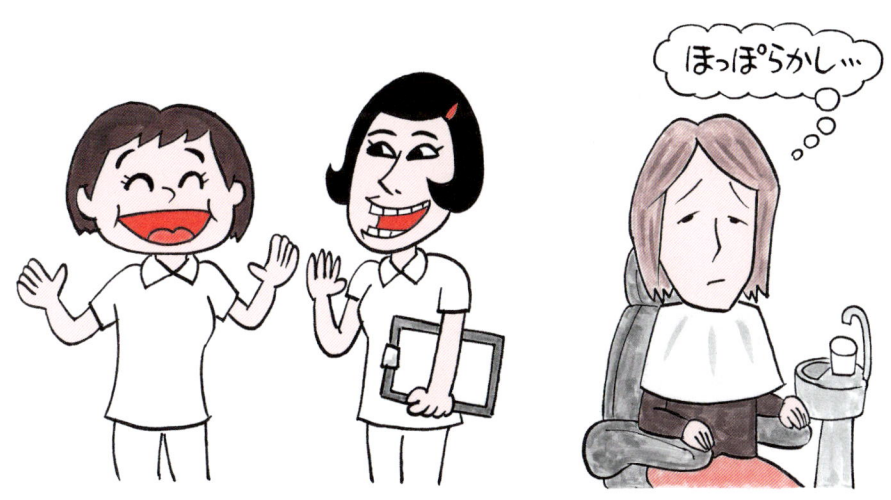

「相手がどう感じるか」を考えるのがマナーの基本

第2章

3 緊張や不安

Q3 職場での緊張をやわらげる方法はある？

はじめて社会人となって、とても緊張しています。職場の先輩や先生ともうまくやっていきたいのですが、焦るばかりで上手に対応できていないように思えます。この緊張をやわらげる方法はあるでしょうか？

A3 自分の心をコントロールするための、自律訓練法などがあります。

まず、緊張をしている自分を知ることです。「今、私は緊張している」と自分に言い聞かせ、そのうえで、自律訓練法により身体を意識的に安心しているときの状態にすることで、不安をやわらげることができます。

おちか女史：まず、不安がすべて悪いとはかぎらないと知ること。不安は用心深さの裏返し。今後のことを次々と考えるからこその不安もあるでしょう。まだ来ていない未来を今ここで起こっているかのように考えられるのは、人間だからこそなの。
　　　　　もちろん、不安反応が大き過ぎると身体がいうことをきかないから、過剰な不安を積極的に解消することが必要なときもあるわね。

なおみ先輩：そのためにはいろいろありますよね。たとえば、鏡に向かって笑顔をつくってみるとか、姿勢を正すとか。

おちか女史：そう、それは**「自律訓練法」**といわれる自分で自分の身体に言い聞かせる、自己催眠の一種なの。
　　　　　自律訓練法の基本は、不安に襲われて反応している身体を意識的に変化させて、安心しているときの身体の状態に戻してやるということ。身体が変わることで不安もやわらぐのね。心と身体は一つであるという「心身一如」という言葉を聞いたことがあるかな。

なおみ先輩：心が動けば身体も動く、身体が動けば心も動く、心と身体は裏表一体という考え方ですね。そういう考えから、人間の身体と心はいつも深く関わりあっているから別々に扱ってはいけないという**「心身医学」**が発展

おちか女史：したと聞いています。
おちか女史：その考え方こそ、人間を全体として捉える**「全人的医療」**の基本になったというわけね。

さて、自律訓練法だけど、身体には手足のように意識すれば動かせる随意筋と、心臓みたいにふだんは意識しても自由に動かしたり止めたりすることができない不随意筋という二種類の筋肉がある、というのを習ったと思うけど、覚えているかしら。その不随意筋をコントロールするものなの。

なおみ先輩：一定の訓練をすると、不随意筋もある程度コントロールできるようになるというものですね。ドキドキしている心臓や、上がっている血圧、硬くなっている身体という不安状態を、落ち着いて安心した状態に戻してやることができるという理論ですね。

おちか女史：自律訓練法に慣れてくると、不安を早くやわらげることができるから、一度は練習しておくのもいいわね。

おちかさんのチョットイイ話

不安を軽減する「自律訓練法」

マジックの舞台などでよく見る催眠術。でもこうしたショーの催眠術とは別に、心理的な悩みを改善する目的で行われる「催眠療法」もあるのを知っているかしら？**「自律訓練法」**もこうした催眠療法の一種で、ストレス緩和や心身症の治療などを目的に考えられた自己催眠法なの。

この自律訓練法は、1932年にドイツの精神科医シュルツ（Schultz, J.H.）によって考案され、生理学的実験の裏づけが多くあって、ヨーロッパから世界に広がっていったのよ。

ストレスのときに起こってくる心身の変化（心で不安を感じ、身体では心臓への血流を増やすため血圧が上がり、手足が冷えてくるなど）を自己催眠によって、心身ともに安心しているときの状態にもっていくものなのよ。

具体的には、p.30のミニレクチャー「自律訓練の方法」を参考にしてね。

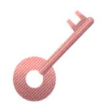

> ### ミニレクチャー

自律訓練の方法

　自律訓練法は、背景公式（「気持ちがとても落ち着いている」と心の中で繰り返す）と、6つの公式（1 手足が重い、2 手足が暖かい、3 心臓が静かに規則正しく打っている、4 楽に呼吸している、5 お腹が暖かい、6 額が涼しく心地よい、と心の中で繰り返す）からなっています。

　ここでは、簡単にできる、公式2を使った方法をご紹介します。

　①静かな部屋で椅子に浅く腰掛け、両足を肩幅に広げて背を伸ばし、目を閉じ、手を膝に置きます。

　②心が落ち着く景色や出来事を思い浮かべながら、自分に「心が落ち着いている」と繰り返し、心の中で言い聞かせます。

　③ついで順番に「掌が温かくなる」、「手首からひじまでが温かくなる」、「肩口まで温かくなる」と心の中で繰り返します。

　④その後、太腿にも意識を集中させて温かさを感じるようにして、最後は足裏まで温かさを広げていきます。

　⑤最後に、両手を強く握ったり開いたりしたあと、大きく背伸びをする「消去動作」をします。

　こうすると、実際に体温が上がり、心臓の拍動は落ち着き、血圧も下がって不安もやわらぎできます。このヨガや禅に通ずる瞑想で、自分の心や身体を落ち着ける方法を練習しておくと、あまり時間をかけずにいつでもどこでも不安な状態をやわらげ、落ち着くことが可能になります。

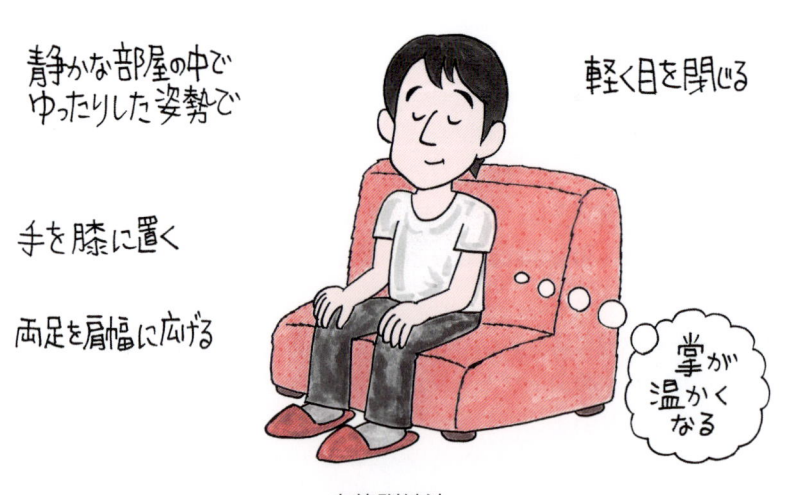

自律訓練法

Q4 仕事に対する不安を克服するにはどうしたらいいの？

学校ではいろいろと専門的な技術をしっかり習ってきたつもりだけれど、実際に現場に出たら、思わぬ失敗をしたり、先輩の目が気になったり。自信もなくなり、不安でしかたありません。仕事に対する不安を克服したいのですが……。

A4 課題を発見し、それを解決していくことで不安も克服されます。

まずは自分を客観的に観察して分析し、何が問題かを見つけ出すことが大切です。自分の状況を他人のこととして観察できる目をもてるようになると、自分の「課題発見」ができてきます。

なおみ先輩：はじめての職場で不安になるのは当たり前です。でも不安に襲われていてばかりでは、歯科衛生士としての責任を果たせないでしょう。若い人や経験の浅い人はどうしたら不安を自信に変えられるのか、「問題発見」から始まる解決法を知っておきたいですね。

おちか女史：まずは何が不安の原因となっているか、自分を客観的に観察して分析することが大切なのね。技術が足りないことが原因ならば、技術を学び直す。たとえば、スケーリングであれば100回やれば自信がつくといわれているように、繰り返しの経験が自信につながっていくでしょう。実践を繰り返して経験を積むためには、その道の先輩にサポートを求めることも大切。歯科衛生士会*（*ミニレク p.36）などの職能集団に所属して研修を受け、実践の機会をふやすこともとても役立つわ。歯科衛生士会の年会費も無駄にはならないのね。
緊張する原因、問題点さえ見つけられれば、解決方法は誰かが教えてくれるもの。

なおみ先輩：そういうときも、何より大変なことは自分の心ですよね。心配になって、何も考えられなくなってしまうんですね。

おちか女史：何が問題なのか、「問題発見」が大切なのだけれど、それには苦しさがつきまとうこともしばしば。「自分の課題の発見」だからなのね。弱い自分を探すのは、嫌な作業よ。見たくない、恥ずかしい部分を見なければならないし、自分について変えなければならない部分を探そうという

第2章

のだからね。でもそれには、コツがあるの。

なおみ先輩：まず、問題を見つける「自分の心を落ち着いた状態にする」工夫をすることでしょうね。

おちか女史：ピンポーンです。とりあえず、緊張をしている自分を心の中の言葉にして認める。「私、今、緊張しているなあ」と心の中でつぶやく。そのうえで「しょうがないなあ、私」と自分を許す。そして、少し時間を置いて仕事が終わったときなどに、おいしいお菓子でも食べながらその場面を振り返って、何が起こっていたのか「他人ごと」*のような気分で考える。ここが「ミソ」（*チョットイイ話 p.33）。

なおみ先輩：他人の失敗であれば、心は騒がないですものね。失敗を自分の失敗と思わず、おいしいお茶で心を落ち着けて、失敗した事柄（エビデンス）だけを研究者のように客観的に分析することが大切ということですね。

おちか女史：そうそう。そのときにこそ、よき友、よき師、よき仲間が必要なのね。人間は一人では成長できないという、第1章の人格の概念で学んだ、人格的相互関係、人間関係の大切さね。患者さんも、病を得て苦しいときに歯科衛生士さんというよき仲間と出会うと、病をもちながらも新しい人生を生きることができるようになるのですものね。

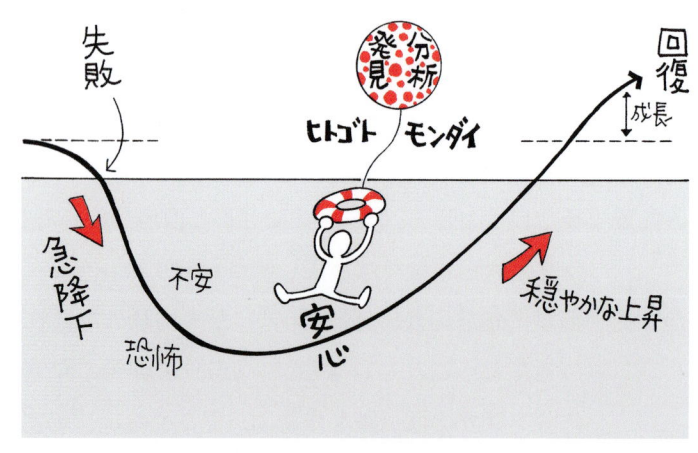

失敗して川底に沈んだらヒトゴトモンダイの気球をあげて「自己回復」の対岸に上ろう

> **おちかさんのチョットイイ話**
>
> ## あくまで責めよう他人の失敗
> ## 笑って許そう自分の過ち
>
> この言葉を聞くと皆さんはどう思うでしょう？　何だか、自分に甘く他人に厳しい、自己中心的な人間だと思うのではないかしら？
>
> この言葉は、日本赤十字看護大学の武井麻子先生が、学生に贈っている言葉です。看護学科の学生は非常にまじめなタイプが多く、失敗をすると自分を責め続け、ついには燃え尽き症候群に陥ることも少なくないとか。
>
> そこで失敗をしたときには、まずは、やってしまった失敗を他人の失敗のように距離をおいて理性的に捉え、そのうえで徹底的に分析し、その原因を探ることが大切だという教えなの。「笑って許そう、自分のあやまち」も、まずは笑って、自分の感情を落ち着かせなさい、という意味があるのね。
>
> もちろん失敗の事実は許されないけど、感情が落ち着いた後、プロフェッショナルならば必要なときには否定的な感情を横に置き、理性を働かせなさいということなのね。
>
> （武井麻子：感情と看護, 医学書院, 2001）

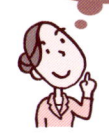

ミニレクチャー

『在る Be』と『する Do』

札幌農学校に学び、敬虔なクリスチャンとなった新渡戸稲造は、『Bushido, the Soul of Japan 武士道―日本の魂』（1899）を英語で著しましたが、その後の『随想録』の中で「人格形成」と「行為業績」について述べ、それぞれの言葉に、"ビーング Being" と、"ドゥイング Doing" とルビをふっています。

その2つの言葉を比べたうえで、Doing より Being のほうが大切であるとしています。何かを「する」主人公は、そこに「在る」、「居る」人なのだと伝えたのです。専門家の技術は大切ですが、専門家の人間としての在り方がより大切であることがここからもわかるでしょう。

（新渡戸稲造：随想録, 1907（たちばな出版, タチバナ教養文庫, 2002））

II 外来で

1 アシスタントワーク

Q5 歯科衛生士として、もっと専門性のある仕事をしたいけど？
毎日、アシスタントワークと診療の準備片付けばかりで仕事が面白くありません。もっと歯科衛生士の専門性を生かした仕事をしたいのですが……。

A5 業務を主体的に考え自立して行うことと、研修などで自己研鑽し、専門性を養っていくことが必要です。
歯科衛生士に必要な高度な知識と経験は、学校を卒業してすぐに身につくものではありません。専門性の高い仕事をこなしていくためには、日々の小さな仕事の積み重ねに加えて、職能団体の研修を受けて卒業後も継続した学習をすることが必要になります。

おちか女史：毎日同じ仕事で面白くないということね。

なおみ先輩：毎日、同じ仕事だと思うとつまらないでしょうね。就職して仕事に慣れたころに陥りやすい状況ですね。仕事に面白さを感じないと身が入らないし、周囲の人からの評価が下がってしまうこともあるし、楽しくないから気分がクサリますね。

おちか女史：主体性をもって仕事に向かえば、ことの大小にかかわらず物事に進んで取り組めるし、指示を待たずに自分からやるべきことを見つけることができるようになるのにね。

なおみ先輩：主体的に仕事をできないとやりがいを感じられないというのは、歯科衛生士にかぎらず、どんな仕事でも同じですね。チームの一員として歯科医療に携わる場合、主体性をもつと自らの行動は自ら考えて行うように

なり、自分でしたことの責任は自分でとるようになるので、主体性はとても大事な力の一つですね。

おちか女史：自分が変えることができるという視点がもてたり、スキル向上につながっていると実感できたりすると、がぜんヤル気が湧いてくるわよね。

なおみ先輩：いつも同じと思っている仕事も、違う角度から見てみると、気づきがあるかもしれませんね。

たとえば、患者さんは一人ひとり異なるので、治療中の態度や様子、解剖学的形態、機能どれをとっても違います。根管治療のアシスタントワークでは、リーマーの曲がり具合で根の植立方向を確認して、歯肉縁下スケーリングをするときの参考にすることができます。切削時のアシスタントワークでは、バキューム吸引しながら、嘔吐反射しやすいか、頰は柔らかいかを確認したり、口腔の健康状態を確認して歯科保健指導に生かしたりすることもできます。

だから、仕事は全く同じではなく、本当は全く違う！　ただ、患者さんの反応が観察できなかったり、歯科医師や先輩の指示待ちだったりすると、その違いに気づかず仕事を同じに感じてしまいがちなんですね。

おちか女史：アシスタントワークでも、片付けや掃除をいかに効率よくするか、どうすればもっと使いやすくなるかなど自分で考えて工夫するようになると、自分の仕事として捉えられるから意識が違ってくるわね。

入職して間もない時期は、挨拶や仕事の準備、片付けなどがちゃんとできていない場合も多いけど、仕事の大小にかかわらず自ら積極的に取り組んでいると、今まで見えていなかったいろいろなことがわかってくるし、周りの見る目も変わってくるわね。

なおみ先輩：そうした日々の小さな仕事を積み重ね、「経験知」を身につけて自分の仕事の質を向上させること。さらに専門性を高めるために積極的に学んで「歯科衛生分野の専門知識」を身につけるべく研鑽すること。そうして社会に認められるようになることが、本当の意味での専門家といえるでしょうね。

おちか女史：人間は成長を望む存在ですものね。絶え間なく継続した勉強が大切になるわね。

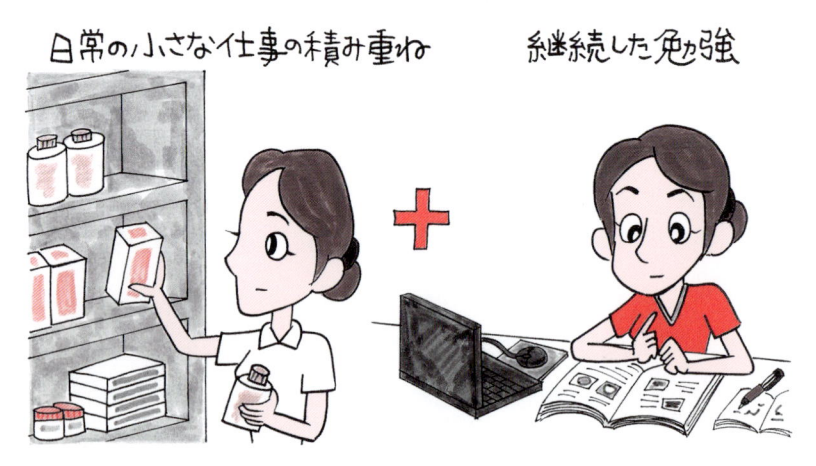

日常の小さな仕事の積み重ね　　継続した勉強

経験知　＋　歯科衛生分野の専門知識　→　真のプロフェッショナル

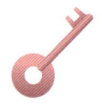

ミニレクチャー

歯科衛生士が専門家として、社会から信用されるためには

　職能団体である「日本歯科衛生士会」の目的と運営の中心は、免許をもつ歯科衛生士に対する「教育」にあります。卒業後の継続学習は、知識を強化すると同時に専門的地位を保つのに必要だからです。多くの歯科衛生士が継続学習していることを示せば社会に対して専門知識の保持を保障することになります。

　「日本歯科衛生士会」は専門学会とは異なり、歯科衛生士に必要な学歴要件や国家資格の基準などにも関わり、歯科衛生士に期待される行動を示す倫理規範などを定めて、専門家としてのアイデンティティと威厳を保つための役割を担っています。業務範囲の拡大に関わる政治的活動に取組んだり、会員のための能力向上、情報発信、仲間とのネットワークづくりのための仕組みも提供しています。

　免許を取った歯科衛生士が「日本歯科衛生士会」に入会し、学習し続けることが、歯科衛生士が社会から信用され、活躍の場を広げるための重要なカギとなるのです。

（日本歯科衛生士会入会案内　https://www.jdha.or.jp/outline/nyukai.html）

Q6 どうすれば上手に患者さんへの声かけができるの？

先輩歯科衛生士は患者さんと上手に会話しているのに、自分は患者さんにうまく声かけをすることができません。どうすればうまく声かけができるようになるでしょうか？

A6 患者さんをエスコートし、治療の実況中継をするつもりで声かけをします。

その日初めて患者さんにお会いするときは、まず挨拶をします。診療室からユニットへの誘導中や診療中は、患者さんへの配慮の言葉と、これからすることを説明する内容で声かけをします。

なおみ先輩：診療室の中は、患者さんがいて、先生や先輩がテキパキと動いていたり、タービンの音や薬品のにおいがしたりと、独特の雰囲気があります。その場に慣れていなくて、診療室全体をみる余裕がない新人歯科衛生士では、雰囲気にのまれて、患者さんに声かけをしようと思ってもできないことがありますね。

おちか女史：自分がイッパイイッパイになると頭が真っ白になって、言葉が出てこなかったりするものね。でも自分より診療室に慣れていない患者さんに配慮したい、という気持ちがあるからこういう質問になるのよね。

なおみ先輩：まずは挨拶をしましょう。挨拶は、患者さんの体調を観察する機会にもなります。診療の現場では、「うがいをしてください」などと患者さんにしてもらうことを指示したり、「エプロンをかけます」などとこちらから患者さんにすることを説明したりする機会が結構多いです。こうした、いわば治療の実況中継をするような言葉かけは、場に慣れればすぐにできますから、まずそこから始めてみるといいと思いますよ。

おちか女史：患者さんをエスコートするようにね。サッカーの試合で選手入場の際に、選手と一緒に出てくる子どもたちをエスコートキッズと呼ぶけれど、これは子どもたちに夢を与えると同時にフェアプレー精神を大切にして、サッカーする者は皆仲間だとアピールする意味合いがあるのよ。

なおみ先輩：なるほど。それにならって、患者さんをエスコートして患者さんに安心

第2章

を与えると同時に、フェアプレー精神を大切にして、歯科診療室のスタッフは皆、患者さんの支援者だとアピールできるといいですね。

おちか女史：そうそう、エスコートDH。

なおみ先輩：最初はエスコートキッズのように、ニコニコ笑顔で患者さんを迎えればいいのです。治療の状況や患者さんの体勢や反応をみる余裕が出てきたら、患者さんの気持ちになって、「痛くないですか」「苦しくないですか」など患者さんを配慮する言葉かけをしてみましょう。そして治療後、診療室を出られるときには「お大事になさって下さい」と言って送りだします。

おちか女史：目の前にいる人に関心をもって、その人の気持ちになって配慮しようとする気持ちが大切ね。それから、患者さんがこちらに注意を向けているときに声をかけることや、ちゃんと聞き取れるように言葉は短めにゆっくりはっきりと表現することも大事よね。誰に何を言っているのかよくわからなければ、声かけをされた患者さんだって反応しづらいものね。

なおみ先輩：そうですね。それから、歯科保健指導のときもそうなのですが、患者さんに何かをしてもらいたいときは、具体的に表現します。たとえば「しっかりうがいしてください」ではなく、「ぶくぶくうがいを3回してください」など、具体的に示すと行動しやすくなります。

おちか女史：患者さんも自分を気遣ってくれていると思うと、気遣ってくれた人に関心を寄せたりするわね。

なおみ先輩：はい。そうやって少しずつその患者さんのことを理解していき、声かけが自然にできるようになっていくのだと思います。

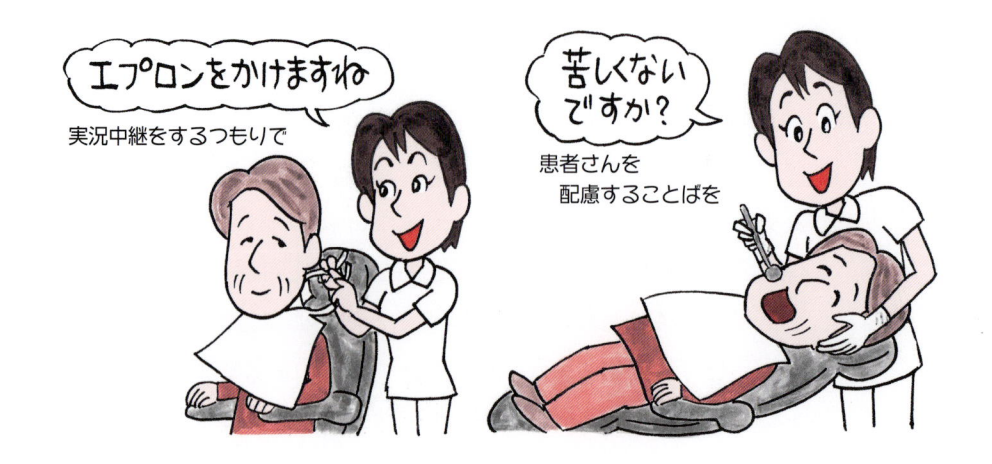

Q7 治療に直接関係なくても、患者さんに話しかけることは必要？

診療の準備や片付け、アシスタント、患者さんの直接担当もして、毎日忙しく過ごしています。話をしたそうな患者さんがいらしたけど、挨拶だけして話をきりあげたら、先輩の歯科衛生士から、患者さんとの会話を大切にしなさいと言われてしまいました。それって必要？

A7 歯科衛生士は、できるだけ患者さんへ話しかけることが必要です。

患者さんとの人間関係を構築するためにも、患者さんの行動変容を支援する情報収集の一環としても、話しかけることは必要です。挨拶にとどまらず、時間が許すかぎり、お話を伺うようにします。

なおみ先輩：診療室では、やることが沢山あるし、直接治療に関係なさそうに思えることをするのは負担に感じるでしょうね。

おちか女史：世代や性別や生活背景が自分とは全く違う患者さんたちに話しかけることに、勇気がいる人もいるだろうしね。

なおみ先輩：外来で新人だったころは、私も勇気を奮いたたせていましたよ。でも自分の体調が悪かったり、落ち込んでいるときは、用事がないのに話しかけるのは抵抗があるというか、そこまで気がまわらなくなりがちです。

おちか女史：人間だから、医療者といえども体調不良はあるし、気づかないこともあるわ。

なおみ先輩：そういうときは、先輩だったり、同僚だったりがフォローし合えればいいと思います。でも、治療に直接関わらなくても、できるだけ自分から患者さんへ目と足を向け、耳を傾け、声をかけることを心がけてほしいですね。

おちか女史：歯科衛生士にとっては診療室内は日常でも、患者さんにとっては非日常の場だから、放っておかれると不安になるものね。

なおみ先輩：そうですね。それに、時には歯科医師ではなく、歯科衛生士に話したいことがある方もいらっしゃいます。忘れてはならないのは、私たちは一日に何人もの患者さんとお会いしますが、患者さんたちは皆、患者である前に一人ひとり人格をもった人間だということです。

おちか女史：そうね。患者さんの話には、事実とその背景にある患者さんの気持ちや考えなど、一人ひとりの「物語」があるの。治療に直接関係ないようなことでも、「物語」を聴くことで、その方の感じ方や考え方、生活の状況や人間関係などを知ることができ、その方の身体的なことだけでなく心理的側面や社会的側面など、その人全体を理解するのに役立つわね。

なおみ先輩：「全人的に理解する」ですね。「身体的」は、健康状態や疾患や障害の有無などですし、「社会的」は、社会の中の一員として仕事や家庭のなかでの立場や役割など、「心理的」は、悩みや考えのことなど。
　　　　　　当たり前ですが、患者さんは歯科医院に来院しても、歯のことや口のことだけを考えて生きているわけではありませんから、その患者さんを生活している人として広く大きく捉えないと、その方のニーズを正しく捉えることができませんし、適切に関わることもできません。

おちか女史：患者さんを理解することがベストな医療を提供する重要なポイントになるからこそ、患者さんとお話して、患者さんを理解しようとすることが大切なのね。

なおみ先輩：患者さんの病状、お人柄、家族を含めた生活環境などその人全体を理解すること、あるいは理解しようと努めることにより、歯科衛生士としてどう接していくべきか自然と理解し、行動できるようになるのですね。

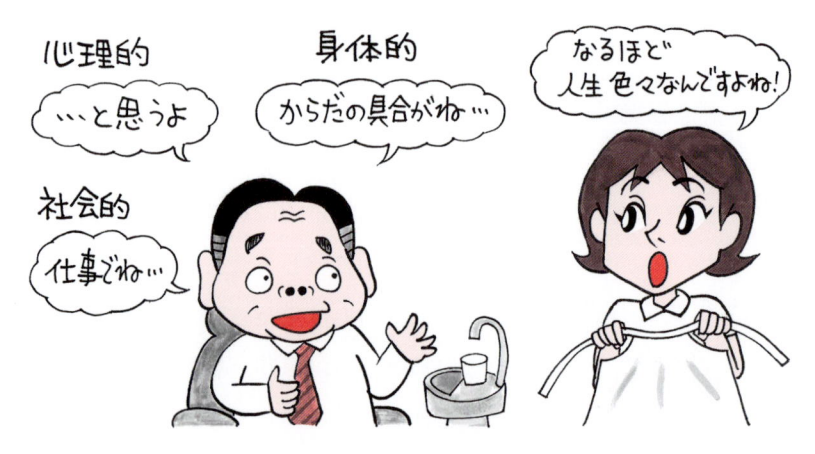

患者さんを「全人的に理解する」こと

> **おちかさんのチョットイイ話**
>
> ## マザー・テレサの「愛」と「無関心」
>
> 貧困や病気にあえぐ人々の救済活動に生涯をささげた修道女、マザー・テレサ。彼女は「愛すること」の反対に「無関心」を置いて、**「この世の最大の不幸は、貧しさや病ではなく、自分はだれからも必要とされていないと感じることです」**と言っているわ。
>
> だれからも必要とされなくなったとき、人はその孤独から死を選ぶことさえある。自殺も他の人から無視された結果だとすれば、それは他殺だと考える人もいるのよ。
>
> 心理学者のカール・ロジャーズは、人の成長をめざすカウンセリングでは、クライエント（相談者）への**「無条件の関心」**が必須としているの。どんな人であっても、その人を一人の人間としてまずはそのまま尊重する、その姿勢が相手に伝わってはじめてクライエントは自分を大切にできる**（自己尊重 self-esteem）**というの。
>
> 人は人と関わってこそ生きていくことができるってことを、忘れないようにしたいわね。

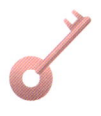

🔑 ミニレクチャー

病気と疾病

医療社会学のレオン・アイゼンバーグ（L. Eisenberg）は、「患者は病気を苦しみ、医師は疾病を直す」として、一般の人々の生存や生活など心理・社会的にも不都合が起こる状態を病気（Illness）とし、生理・病理学的変化を疾病（Disease）と分けることを提唱しました[1]。

患者は生理学的な疾病が治ったとしても、生活上の不都合や将来への不安などが残ったままでは、病気が治ったとは思えないことがあるのを忘れてはならないという教えです。

1) Leon Eisenberg：Disease and Illness：Distinctions between Professional and Popular Ideas of Sickness, Culture, Medicine and Psychiatry 1：9-23, 1977.

Q8 患児に怖がらずに治療を受けてもらうためには？

小さいお子さんが、デンタルチェアーで大泣きしています。歯科医院を嫌いになってほしくはないし、治療中に泣いて暴れると危険。おとなしく治療を受けてもらうにはどうすればいいでしょう？

A8 患児の発達段階に応じた対応をします。

治療をしなければならない状態であれば、安全かつ効率的に治療を行うという選択がされます。3歳よりも年齢が高い場合は、わかりやすい説明をして治療が必要なことを理解させますが、泣くことを無理にやめさせることはしません。

なおみ先輩：1歳、2歳ならば、歯科治療でなくても、お母さんから離されて横にされれば大泣きしますからね。この年齢では、暴れると危ないと説明しても理解できないので、治療しないといけない場合は抑制具などで患児をくるんで安全を確保しますね。

おちか女史：そのころは、説明はしてわからせようとするよりも、優しく声をかけて落ち着かせることね。

なおみ先輩：そう、声かけは必要ですね。理解できないからといって黙ってやられると怖いですし、子どもは日々成長しますから。それから、できるだけ短時間で治療を終わらせることと、治療中に頭を振って口の中を切ったりしないように、頭を固定させることが必要ですね。この年齢では、治療時間中、泣き続けることが多いのですが、母子分離不安や大きな音や強い光が怖いためなので、治療が終わればケロッとしてしまいます。不安でオロオロするのはむしろお母さんのほうなので、お母さんには丁寧に説明するようにします。

おちか女史：抑制具をつけると、虐待とか言われない？

なおみ先輩：かわいそうと思われるお母さんはいらっしゃいますね。でも抑制具を使わず、一人のスタッフが患児の肘や膝を手で押さえると、必要以上の力がかかって痛みを感じてしまいますし、安全を確保するためには複数名のスタッフを要します。全身麻酔をして治療するという選択肢もありますが、全身麻酔の副作用や費用などを考えると、ためらう方が多いので

はないかと思います。

おちか女史：できれば3歳までは、歯を削ったりする治療をする必要がないように、予防が大事ね。

なおみ先輩：そうなんです！　歯科衛生士には、お母さんの妊娠期から関わってもらって、生まれてくる赤ちゃんが少なくとも治療の意義がわかる年齢になるまでは歯科治療を受けなくてすむよう、子どもたちの歯科疾患予防に積極的に取り組んでほしいですね。

個人差はありますが、3歳くらいから簡単な説明を理解するようになりますね。たとえば、「歯に悪い虫がついちゃったから、早く取っちゃおうね」のような説明をします。

おちか女史：3歳を過ぎると、治療が嫌でも治療しなくてはいけないことを、説明によって理解するようになるのね。それで患児にわかるように説明すれば、泣かなくなるわけだ。

なおみ先輩：はい、ですから、ごまかしや嘘をつくことをしてはいけません。また、泣かないから怖がっていないとか、ストレスを感じていないとは言いきれません。

おちか女史：そうね。泣かずに治療することにこだわって、泣かないように強制したり約束させたりして、無理に我慢させると、かえって子どもに負担をかけてしまうことがあるわね。

なおみ先輩：4歳くらいになると、もう大きくなったからいい子にしなくちゃってがんばりすぎて、硬くなっている子もいますから、泣いてもいいよって言ってあげると楽になるようですよ。泣きたいときは、泣かせてあげればいいんです。

おちか女史：なるほど。3歳以上の患児には、なぜ治療するかをきちんと説明して理解してもらうことが大切で、泣くか泣かないかを問題にしてしまうと、かえって患児に心理面や健康面で負担をかけてしまうからね。

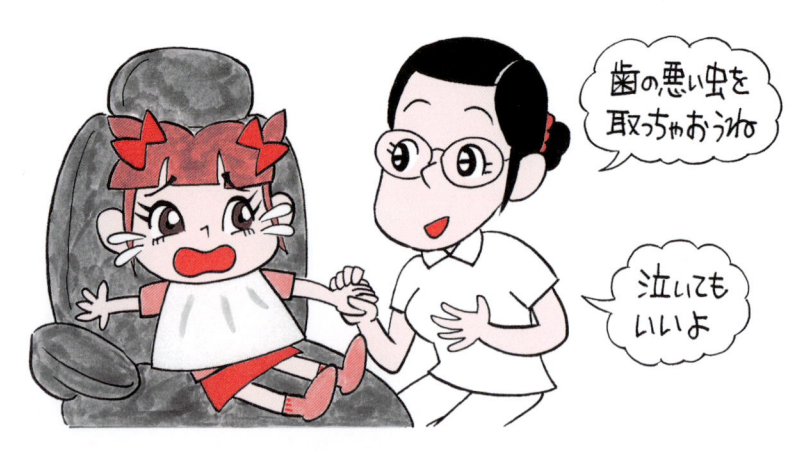

3歳以上の子どもにはわかりやすい説明を

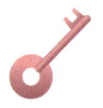

ミニレクチャー

歯科健診の場での親子観察

　3歳児歯科健診の子どもの受診行動から母子分離の様子を調べた研究で[1]、低層階に住む男児は高層階に住む男児より一人で歯科医のもとまで歩いて受診できる傾向にあり、一方女児では、高層階という住宅条件よりも、一人っ子や長子の場合に、母子分離が遅れる傾向があることがわかりました。高層階では外出しづらい、小さな弟妹がいると外出がままならないという理由が推測されました。

　しかし、ここでもっとも重要なことは、歯科診療室で親子を観察しながら話を聴くと、母親と子どもの生活をよく理解できる可能性が高いということです。歯科衛生士は、臨床の場で親子を観察し、話を聴きます。歯科健診は子どもの心身の発達や養育環境を理解するとてもよい機会です。健診を通じて、虐待の発見や悩む母親へのサポートなど、これからは子育て支援が歯科の役割として、とても大切です。

1) 山本和郎，渡辺圭子：核家族の三歳児とその母親の母子分離度に及ぼす住居環境の影響，日本建築学会大会学術講演梗概集：685-686，1985.

Q9 児童虐待の疑いのある患児に出会ったときは？

奥歯が痛いといって来院した小学校低学年の子どもさん、服は汚れ髪の毛がニオイます。一緒に来たお母さんは、その子の治療の話をしても無関心の様子です。

A9 児童虐待の可能性がある場合、不確かでも通報しなくてはなりません。

虐待にあった子どもは心と身体に一生の傷を負ってしまいます。子どもの安全を第一に考え、歯科診療室でその親子の状態や状況の不自然さに気づいたら、必ずアクションを起こしましょう。

おちか女史：子どもの虐待についてのニュースを見聞きする機会が増えていて、深刻な社会問題になっているわね。

なおみ先輩：痛ましいことですよね。虐待や育児放棄（ネグレクト）の兆候が口の中に現れることがあるために、歯科でもそれらの早期発見・予防に努めるよう各都道府県の歯科医師会から情報が発信されていますね。

おちか女史：口の中に現れる兆候というと、歯が折れているとか、抜けているとかいうことかしら？

なおみ先輩：それだけでなく、虐待を受けていない子どもに比べて、虐待を受けている子どもはむし歯が多く、治療を満足に受けていないことが多いです。

おちか女史：一般的には、子どものむし歯は激減しているのだから、むし歯だらけの子が来院したら、不自然に思うわね。

なおみ先輩：今は保護者の予防に対する意識が高まり、少子化で子どもが大事に世話をされて口の中もきれいな子が多いですから、不自然さが目立つと思います。

おちか女史：暴力を振るわれるのはもちろんつらいことだけど、親が自分に関心をもってくれないというのは子どもにとって、どんなに悲しいことか。子どもはそうされても親が大事だから、自分が虐待されているなんて言わないわね。

なおみ先輩：そうですね。だからこそ大人が気づかないといけないのです。

おちか女史：虐待は繰り返し行われることが多いから、虐待の前段階である不適切な養育時期に兆候に気づいて対処できれば、解決に結びつけやすいわね。

なおみ先輩：虐待を疑っても、まさか……、もし間違っていたら面倒なことになるかも……とためらうと、取り返しのつかないことになってしまいます。

おちか女史：児童相談所への通報の際には虐待の証拠は必要ないので、もし通報がためらわれるのなら、相談するつもりで、あるいは情報提供として連絡をするといいわね。

なおみ先輩：もし間違っていても、責められることはありませんから。それよりも、本当に虐待を受けているのに連絡をしないほうが責任を問われるべきでしょうね。

おちか女史：子どもの安全を第一に考えてほしいわね。

なおみ先輩：歯科で児童虐待に気づくためのポイントとしては、患児とその保護者の不自然さを観察することといわれています。

おちか女史：身なり、身体の汚れやにおい、年齢にそぐわない体格、表情や行動、保護者との接し方などに不自然さがみられないかを観察することね。

なおみ先輩：口腔に関連しては、顎骨の骨折や口腔周囲のあざ、歯の外傷、粘膜や舌などの外傷などがみられます。また、むし歯や未治療歯の多さ、口腔衛生状態の不潔さなども被虐待児の特徴とされています。

おちか女史：児童相談所全国共通ダイヤル 0570-064-000 に連絡するとその地域の児童相談所につながるから、おかしいと思ったら、歯科医師に相談してすぐに通報するのをためらわないことね。

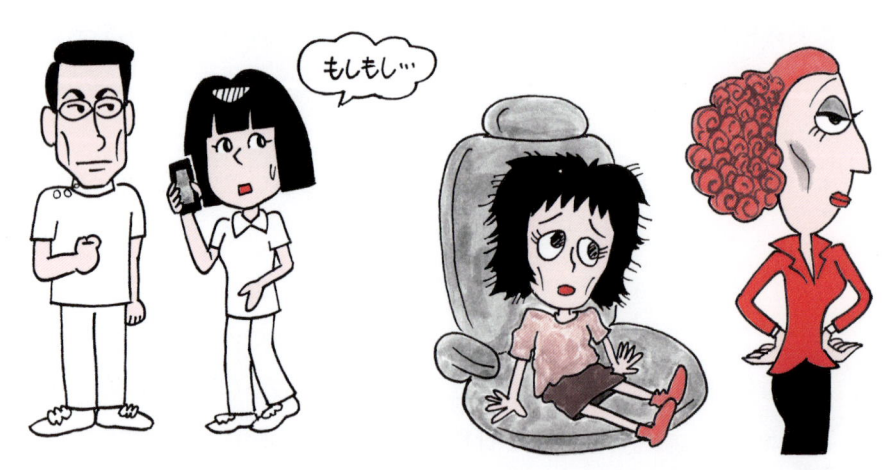

児童虐待が疑われたら、確信がなくてもすぐ通報を

Q10 患者さんの緊張をやわらげるためにすることは？

待合室で待っているときから緊張している様子の患者さん。少しでも緊張をほぐしてさしあげたいと思うのですが、どうすればいいのでしょう？

A10 少しずつ慣れてもらうような治療計画を立てることと、身体のこわばりをやわらげるように働きかけます。

患者さん本人が怖いと思う治療場面を詳しく聴き取り、あまり怖くないものから行うよう治療計画をたてます。またリラクゼーション法を行って、不安や緊張が強くならないようにします。

なおみ先輩：患者さんが緊張していると、治療中に患者さんの負担が大きくなりますし、術者もやりにくくなります。

おちか女史：緊張を少なくして、できるだけリラックスした状態の方が、患者さんにとっても術者にとっても安全で効率よい治療ができるわけだ。

なおみ先輩：そのとおりです。緊張が強いと患者さんの呼吸が浅くなっていますし、筋肉は硬くなり、顔もこわばっていて、頰や舌も固まったみたいになっています。そうすると、デンタルミラーやバキュームチップで頰粘膜や舌の排除がしにくくなり、お口の中が見にくいですし、切削器具が粘膜に触りそうになって危ないんですよ。

おちか女史：慣れない場で、何をされるかわからない場合は、歯科診療室でなくても緊張するわね。逆にいうと、慣れた場で、何をされるかわかっていれば緊張はやわらぐわ。

なおみ先輩：緊張や不安の強い患者さんには、少しずつ診療室の雰囲気に慣れていただくようにします。最初はお話を聴くだけ、次に歯科保健指導や専門的口腔清掃、診療室で治療が受けられるという自信がついてきたら歯石除去や歯の切削などの治療、というように段階を踏みます。

おちか女史：それから、こわばった身体をほぐすには、まずこわばった筋肉にギュッと力を入れて、その後力を抜くように伝えて筋肉を弛緩させる。また、浅くなった呼吸を、ゆっくり、深くするように働きかけるのもいいわね。

なおみ先輩：はい、そうすると緊張が少しやわらぎます。デンタルチェアーに両手や

第2章

　　　　　　両足をダランと投げ出すようにして横になってもらい、ゆったりと呼吸
　　　　　　をしてもらいます。自分の呼吸を意識して、ゆっくり静かに吸い、ゆっ
　　　　　　くり静かに長く吐いてもらいます。歯科衛生士は、胸部や腹部のふくら
　　　　　　みを観察しながら、できるだけ腹式呼吸になるように導きます。

おちか女史：緊張や不安が強くある患者さんは、家庭でも練習してもらうと、身体が
　　　　　　呼吸によってリラックスする感じがつかみやすくなるわね。

なおみ先輩：治療に少しずつ慣れることと、身体から力を抜くことを覚えていただく
　　　　　　ことで、歯科治療に対する緊張が軽減されると思います。治療中は息を
　　　　　　鼻から深く吸って、鼻からゆっくり吐くと、緊張を緩和するのに効果的
　　　　　　です。

おちか女史：それでも緊張が解けない患者さんに対してはどう対応するの？

なおみ先輩：緊張がとても強い場合は、歯科医師に相談したうえで精神鎮静法を用い
　　　　　　た治療をすすめます。これは、薬物を使用して不安や緊張を取り除く方
　　　　　　法で、笑気吸入鎮静法や静脈内鎮静法があります。患者さんの不安や緊
　　　　　　張はなるべく取り除いてあげたうえで、治療するようにしたいですね。

おちかさんのチョットイイ話

緊張の「ヨコ飯」、安心の「方言」

　「ヨコ飯」という言葉をご存じかしら？　縦書きの日本語に対して、横書きの英語を話す相手との、商売上の取引での会食をさす言葉なの。楽しいはずの食事も、慣れない英語を使うならば緊張してしまうでしょうね。

　言葉といえども、人を緊張させたり、逆にホッとさせたりできるのよ。自分の暗号表（p.17）にある言葉は安心できるのね。石川啄木の短歌、「ふるさとの訛り懐かし停車場の人ごみのなかにそを聞きに行く」は、都会に住み、気持ちが落ち込んだら、故郷の列車が到着する駅に出向き、幼いときからなじみのあるその方言を聞いて元気になりたいという歌。

　身近な方言は心に響くだけではなく、ケセン語の発明者の山浦医師（p.20）によると、医師が方言で話しかけることで患者さんの緊張がやわらぎ、血圧が落ち着くこともあるそうよ。言葉の力ってすごいものね。

Q11 治療中に見ているのは治療部位だけじゃだめなの？

有病者の治療中、モニタリングの記録をしていたら SpO$_2$ が低下してきました。すぐに担当歯科医師に伝えましたが、「あなたは歯科衛生士なんだから、伝えるだけではなく対応しなければならないだろう」と注意されました。どうすればよかったの？

A11 治療部位だけでなく、患者さんの表情、身体全体を観察します。

歯科衛生士は、患者さんの状態から状況を判断し、行動することが求められます。そのために、治療中の患者さんの状態の変化を注意深く観察し、体調が悪化したと判断した場合は状態に合わせて即座に対応します。

おちか女史：高齢者数の増加とともに、何らかの基礎疾患をもつ患者さんが歯科医院に来院される機会が増えてきているでしょうね。

なおみ先輩：歯科ではそういった方を有病者といいますが、有病者を治療する際には、治療中の体調変化に即座に対応するためにモニタリングを行います。

SpO$_2$（エスピーオーツー、血中酸素飽和度、単位は％）もその一つで、身体に十分な酸素を供給できているかどうかの指標となります。パルスオキシメーターで測定します。血液中の酸素は、健康な方の場合99％近くが赤血球の中のヘモグロビンによって運ばれます。血液中のヘモグロビンのうち、実際に酸素を運んでいるヘモグロビン（酸化ヘモグロビン：HbO$_2$）の比率が SpO$_2$ です。安静時での健常者の SpO$_2$ 値は96〜98％の範囲にあるといわれていて、90％を切ると呼吸不全となります。

おちか女史：この場合は、測定値の低下は身体への酸素供給が低下したことを示し、呼吸に問題が生じたと考えられるわけね。

なおみ先輩：はい、SpO$_2$ 値は呼吸の仕方、姿勢、動作などのそのときの状況で変化します。この場合は、まず患者さんに呼吸しやすい姿勢をとらせます。歯科衛生士は、治療中患者さんがどういう状態であるかを観察していることがとても大切です。

モニタリング時の測定値はもちろん、患者さんの表情や身体の動きから、今どのような状態であるかを推測したり、判断したりして、対応する必

要があります。

おちか女史：言語以外で伝わるメッセージのことを非言語メッセージというけど、それを読み取ることで、患者さんの大切な情報を得られるのね。

なおみ先輩：患者さんは口をあけたままで治療を受けていらっしゃいますので、治療中は非言語のメッセージにとくに注意します。経験が浅いと、治療中、口の中ばかりを見てしまいがちですが、身体の反応を観察することも大事なのです。ベテランの歯科衛生士は、スケーリング中は主に口の中を見ますが、口の中だけではなく身体の反応も見ているんですよ。

患者さんにお口を見せていただく前に、ユニットに座った状態の体つき、姿勢、表情、顔色、身体の動き、身体の生理的変化などから、その日の体調、生活習慣、心の状態など、さまざまなことを読み取ることができます。治療中は、その治療前に観察した状態の変化を観察します。

とくにアシスタントワークのときには、歯科医師は口の中の治療に集中していますから、歯科衛生士は患者さんの全身を観察し、できれば診療室全体の動きにもアンテナを張っておくといいですね。

おちか女史：患者さんから受けた印象や前回からの変化など観察した内容は、患者さん本人にもフィードバックしたり、チームメンバーに情報提供したり、記録をすることも大切ね。患者さん本人へのフィードバックは、気づきを促し、動機づけを高めたり、適切な保健行動を維持するためのきっかけにもなるわ。協働する保健医療従事者への患者さんの情報提供は、チーム医療を行ううえで重要ね。

そして記録は、患者さんの以前の状態と現在の状態を比較できるし、情報の共有がしやすくなるし、歯科衛生士としての関わりが適切かどうかの振返りを行うこともできるからね。

なおみ先輩：検査データの正常域を知っておくことや、患者さん記録からいつもの状態を知っておくことも大切。何か異常があれば、治療には進まないとか、治療を中断したりして対応します。患者さんが治療できる状態になるまで待って治療を再開することもあります。

歯科治療中に最も気をつけなくてはならないのは、患者さんの「呼吸」だということも覚えておくといいですね。

おちか女史：それから、観察の際に気をつけなくてはならないことは、先入観に惑わされないということね。先入観にとらわれると、今ここで起こっていることが見えなくなるからね。

なおみ先輩：そうですね、そのために初めて見るような眼で観察をし、推測をしたら、それを確認する作業が必要になりますね。

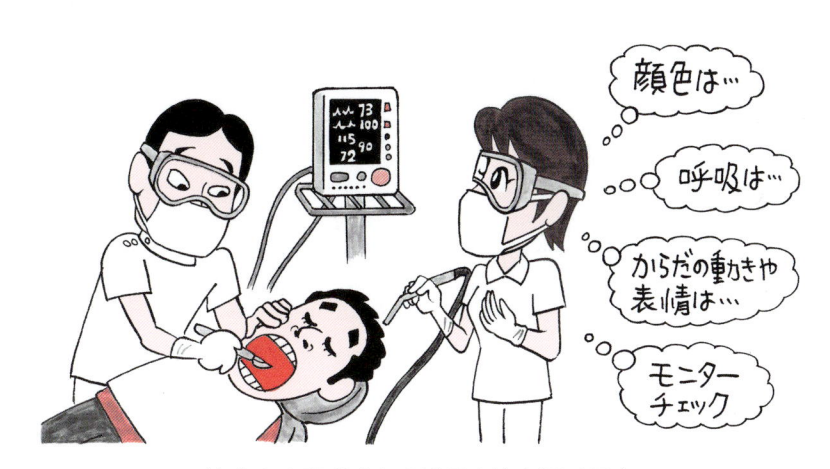

治療中の患者さんの様子を注意深く観察

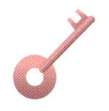

ミニレクチャー

口呼吸の弊害

　口呼吸にはさまざまな弊害があることをご存知でしょうか。たとえば免疫低下、口腔乾燥、口臭、口輪筋の低下、歯科疾患の増悪などが知られています。加えて口呼吸は鼻呼吸と比べて前頭葉の酸素を消費しやすいという報告[1]まででてきました。そうなると、慢性的な疲労状態に陥りやすいので、注意力や学習能力・仕事の効率の低下を引き起こしてしまう可能性も考えられます。

　口呼吸の原因は、早期離乳によって筋肉が十分に発達しないためとする考え方や、花粉症などのアレルギーのために一時的に口呼吸になったものが癖になってし続ける、という事例もみられます。いずれにせよ、口呼吸することでいいことは一つもありません。口呼吸にならないよう、口呼吸を直すよう働きかけるのも歯科衛生士の仕事ですね。

1) Sano M, Sano S, Oka N, Yoshino K, Kato T：Increased oxygen load in the prefrontal cortex from mouth breathing：a vector-based near-infrared spectroscopy study, Neuroreport 24(17)：935-40, 2013.

第2章

2 患者さんを担当

Q12 患者さんから情報を十分に聞かせてもらうには？
患者さんからいろいろ情報を話してもらって治療に役立てたいと思うのですが、なかなかうまくいきません。どうすればいいでしょう？

A12 患者さんが話しやすい雰囲気をつくり、まずは開かれた質問をします。
「傾聴」の姿勢で患者さんが話しやすい雰囲気をつくり、患者さんが話したいことを選択できる「開かれた質問」をすることで、多くの情報や新たな視点を引き出すことができます。

なおみ先輩：「傾聴」すると、話し手が話しやすいといいますよね。

おちか女史：そうね、「**傾聴 active listening**」は、聞き手が尋ねたいことを聞くのではなく、話し手が伝えたいことに十分に耳を傾けて聴く態度よね。話し手が安心して自分の言いたいことを言えるので、医療者が想定していなかった情報を得ることもできるわね。

なおみ先輩：傾聴には、**「受容」**や**「共感」**の態度が必要とされていますね。

おちか女史：そう、あるがままの相手を受け止めることと、その人が感じている感情を聞き手が同じように味わうことね。アレン・アイビィの**マイクロカウンセリング***（*ミニレク p.54）では、カウンセリングやインタビューにおける技法を紹介しているわ。

なおみ先輩：相手に安心してもらって話しやすい雰囲気をつくるために、聞き手が取るべき態度についての技法もありますよね。

おちか女史：**かかわり行動***（*ミニレク p.54）といわれるものね。聞き手は話し手にやわらかく視線を合わせ、リラックスし、ちょっと前傾姿勢で、自然な声の調子でゆっくりはっきり話し、相手の話をさえぎったりしないことね。

なおみ先輩：その上で、**基本的傾聴の技法***（*ミニレク p.57）として、**「2つの質問法」「クライエント観察技法」「はげまし・言いかえ・要約」「感情の反映」**などがありますね。

おちか女史：これらは、効果的に面接が行われている場面でよくみられるわね。そし

　　　　　　て、患者さんが話し始めるのを助けるのに効果的なのは、質問法ね。

なおみ先輩：質問すると、情報が広がったり、深まったりしますよね。質問法には、**「閉ざされた質問」**と**「開かれた質問」**の２つがありますね。

おちか女史：閉ざされた質問は、「歯が痛みますか？」「冷たいものがしみますか？」など、「はい」か「いいえ」で答えられる質問ね。
　一方、開かれた質問は、自由質問法と呼ぶ人もいるわ。答える内容を話し手に委ねる質問形式ね。「どのようなことでいらっしゃいましたか？」などの導入のための質問や、「具体的にお話しいただけますか？」など具体例を引き出す質問や、「それでどうなりましたか？」など経過を聞く質問、「どのように感じましたか？」など感情を聞く質問がそうね。こうした質問をすると、話が広がっていきやすいわ。

なおみ先輩：医療の現場では、主訴以外にも既往歴や現病歴など、患者さんから聴取しなければならない情報がたくさんありますから、どうしても閉ざされた質問──はい、いいえで回答する質問が多くなります。多くのことを短時間で聞いたり、患者さんが考えたりする状況でないときには、有効な質問形式ですね。でも、あまり立て続けに「Yes、No」の質問だけすると、患者さんは尋問されているような気分に陥りがちです。

おちか女史：患者さんが不快に思われないようにするには、情報収集だけが目的ではなく、患者さんを支援することが目的であることを忘れてはいけないわね。

なおみ先輩：確かにそうですね。患者さんがどんな生き方や考え方をしているのだろうと思い、患者さんの話に興味・関心をもって伺えば、自然と質問したくなったり、確認したくなったりします。けれど、初診時の面接ですべての情報を収集しようとはしないことですね。時間的制約があるうえに、患者さんとの関係がまだ十分できていないときには、生活背景や価値観などをお話してくださるとは限らないからです。来院されるたびに、診療の合間の雑談からも、その患者さんを理解するために有用な情報や、初診時には聞けなかった情報を得ることがしばしばあります。

おちか女史：治療をするかしないかの判断に用いるような情報は、初診時に得なければならないけれど、歯科衛生士が知りたい患者さんの保健行動に関わる

情報やその人となりについては、患者さんのペースによって、患者さんと自分の会話の積み重ねから理解していくことね。そうすれば、患者さんに心理的負担もかからずにすむわね。

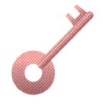

ミニレクチャー

マイクロカウンセリング

　カウンセリング心理学者のアレン・E・アイビィ（Allen E. Ivey）は、1955年、マイクロカウンセリングというカウンセラーの訓練プログラムを開発しました。

　彼は多くのカウンセリング理論を背景として実践されるインタビューから、クライエント（来談者）とのかかわり行動、質問法、はげましや言いかえ、要約、感情や意味の反映などを細かな技法 (micro skill) として抽出整理し、その技法を段階的に並べてカウンセラーが会得しやすい教育法として階層表にまとめ、マイクロカウンセリングと命名しました。

（Allen E. Ivey：マイクロカウンセリング，福原真知子 et.al. 訳，川島書店，1985.）

マイクロカウンセリングの「面接の5段階」

面接の構造を5段階で考える。

> ①信頼関係（ラポール）を作る。
> ②情報を収集して問題を明らかにする。
> ③目標（アウトカム）を設定する。
> ④解決のための選択肢を探し折り合いをつける。
> ⑤それを生活の中で実践する。

マイクロカウンセリングの「かかわり行動」

　クライエント（患者さんなどの来談者）が話しやすい雰囲気をつくるための、聞き手側の姿勢。

> ①視線を合わせる。
> 　凝視するのではなく、相手にやわらかく視線を合わせる。
> ②ボディーランゲージ（非言語・身体言語）に気を配る。
> 　話し手が緊張しないよう、聞き手はある程度リラックスした姿勢で、やや前傾姿勢になって関心を示す。
> ③声の調子に注意する。
> 　自然な調子で、わかりやすく、ゆっくり話す。
> ④言語的追跡をする。
> 　話し手の話に自然に応答して、話をさえぎったり、新しい話題に飛躍させたりしない。

Q13 患者さんとの会話を広げるには？

患者さんのことを知りたいと思い会話をはじめたのですが、話が続かず、何だか気まずい思いをしちゃいました。会話を広げるにはどうしたらいいでしょう？

A13 話の内容を捉えて、話を促したり、関連した話題を提供したりします。

一問一答で終わらせるのではなく、話がスムーズに展開するようにおまけの情報を付け足します。聞かれたことだけを答えるのではなく、関連したことや相手の関心のありそうなことを付け加えて、話し手と共有できる領域を広げます。

おちか女史：言語のやりとりや非言語のやりとり、気持ちのやり取りを含むコミュニケーション活動では、話したいことをボールに見立ててキャッチボールにたとえることが多いわね。相手が取れないようなボールを投げたり、相手からのボールを受け取ることができなければキャッチボールは続かないけど、会話も同じね。でも、話し手も言いたいことがいつもはっきりしているとは限らないから、いろいろな言葉や話題を相手に投げかけながら、相手に言いたいことを察してもらいたいということもあるのね。そこで、コミュニケーションを多くの雪球が行き交う雪合戦にたとえる研究者もいるの。

なおみ先輩：相手が一つのボールを投げやすいように、はげますことも大事ですね。

おちか女史：そう、マイクロカウンセリングの**基本的傾聴の技法***（*ミニレク p.57）にもある「**はげまし、言いかえ、要約**」は、会話を促し、「あなたの話を聴いていますよ」という行動を示すにはいい方法ね。そうすると相手はゆっくり自分の話したいことを考えながら、言葉を選びながら話すことができるようになるものね。

なおみ先輩：話が続くようにするには、「はげます」ための非言語メッセージとして「**うなずき、前傾姿勢、視線**」などもありますね。言語メッセージとしては、「それから？」「それで？」「そう？」や相手が言ったことの続きを促すこともいいですね。

おちか女史：そうね。それから、「言いかえ」は、相手の話を正確に聴くために大事な技法とされているわ。相手の話の内容の重要なポイントを押さえて、

こちらの言葉で伝え直すのね。

なおみ先輩：はい、実際にやってみると難しく感じるときもあるのですが、**「言いかえ」**をすると、話し手は自分の話がわかってもらったと感じたり、話が広がったり、深まったり、あるいは新しい話題が展開されたりする効果があります。

おちか女史：患者さんが興味をもっていること、関心をよせていることに焦点をあてると、会話が弾んで広がりやすいわね。患者さんの話の内容をキチンと理解できたら、質問してみたり、関連した話題を提供したりしてみるのもいいわね。相手に対して質問ができなかったり、話題に困ったりするときは、自分の考えにとらわれている可能性が高いわね。

なおみ先輩：相手に関心をもって聞いているときは、自然と話し手に目が向くし、身体は話し手の方に前傾姿勢になります。聴いているときに「はい、ええ、それで？」「え〜そうなのですかぁ」なんて声が自然に出てしまいますね。ちゃんと理解しようと思えば、わかったことを**「要約」**して伝え直して「○○ということですね」と確認しますよね。

おちか女史：人に興味をもって、会話をしたい、相手を理解したいと思うことが何より大切ね。その患者さんがどういう方か理解するためには、まずは、患者さんが話したいことやわかってもらいたいと思っていることを正しく知ることね。

それには、患者さんが話した言葉を自分がちゃんと理解しているかどうか、確認をするといいわ。確認ができれば、言ったはず、聴いたつもりという行き違いがなくなるのね。それだけではなく、患者さんがそのやり取りで自分自身の本当に言いたいことに気づいたり、会話が広がるきっかけをつくったりすることもできるの。

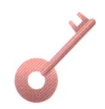

> **ミニレクチャー**

マイクロカウンセリングの「基本的傾聴の技法」（基本的傾聴の流れ）

クライエントの抱える問題を、クライエントの身になって理解するための技法。

①開かれた質問・閉ざされた質問
- 「開かれた質問」とは、クライエントが自由に考えや悩み、希望などを述べられる質問の形式
- 「閉ざされた質問」とは、「YES・NO」で答える質問の形式

②クライエント観察技法
- クライエントの言語的・非言語的なコミュニケーションを慎重に観察する

③はげまし・言いかえ・要約
- うなずいたり、あいづちで話を促す
- クライエントの言葉を別の表現に言いかえて、話を整理したり活性化したりする
- 話のキーポイントをとらえて要約し、話の焦点を明確にする

④感情の反映
- クライエントの感情表現を言葉で確かめ、クライエントが自分の心の底にある感情に気づく機会を与える

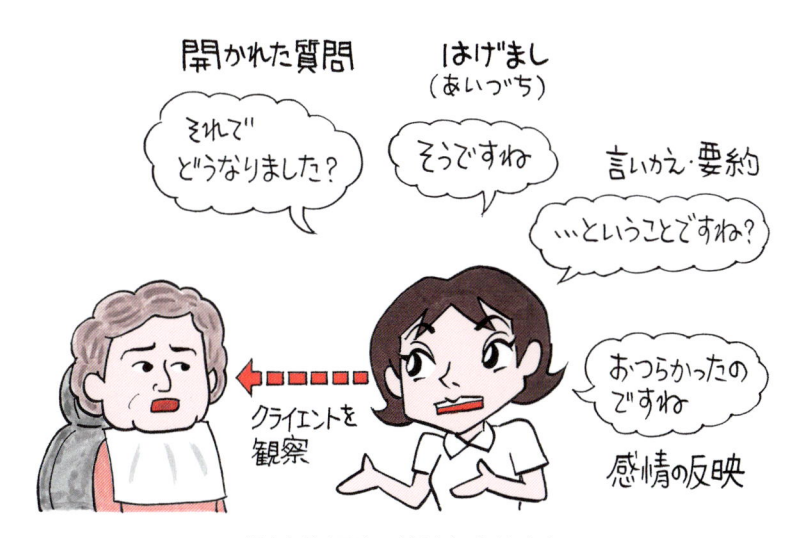

「基本的傾聴の技法」を使おう

第2章

Q14 生活習慣を変えようと患者さん自身に思ってもらうには？

患者さん自身に、生活習慣を健康的なものに変えたいという自覚があったら、歯科保健指導がやりやすいと思うのですが、何をすればいいのでしょう？

A14 健康によい行動をとりたくなるような情報提供をします。

習慣は行動から、行動は考え方から始まるので、まず患者さんの考えを変えてもらいましょう。これまでの生活習慣を変えるメリットの方が、デメリットよりも大きいと思えるように、情報を提供します。

なおみ先輩：歯周病のような歯科疾患の多くは、生活習慣が原因で起こるので、これまでの生活習慣を改め、自己管理することが必要ですね。

おちか女史：生活習慣はその人の価値観や信念に影響を受けるもの、健康によい行動をとるかとらないかは、個人の意志によるのよね。

なおみ先輩：ですから、まずは患者さん自身が自分の価値観や信念を左右する事柄に気づいて、整理することが大切ですよね。歯科衛生士には、その手助けができるのですね。

おちか女史：そうそう、社会心理学者のローゼンストックは、健康行動をとりたいと思うようになるためには、①**その病気にかかったら大変だと思うこと（罹患への危機感）** と、②**健康行動を取ると得すると思えること**、とまとめているわ。

なおみ先輩：そうですね。

おちか女史：心理学者のシュワルツは、もう一つ**「自己効力感」** がこうした行動変容には重要だと説明しているわね。

なおみ先輩：自己効力理論って、「私にもできる」と思えることですよね。やれると思う自信ですよね。「あの人にもできるなら私にもできる！」とか、「これくらいならできる！」という気持ちになれれば、行動を変えようという気持ちも強くなりますね。

おちか女史：患者さんが自分の病気や健康、検査・治療についてどのような意味を感じているか、どのように思っているかを**「解釈モデル」** というのだけど、これを伺っておくことも必要ね。

なおみ先輩：その患者さんの思い、解釈モデルを知らないと、歯科衛生士が患者さんの健康状態を改善するために専門の知識や科学的な根拠（エビデンス）を一方的に伝えても、それは患者さんに伝わらずに、空回りしますね。

おちか女史：本当ね。患者さんの思いや考えを無視して保健指導は成功しないわ。保健行動の理論を知っていると、歯科衛生士としてのコツがわかるのよね。

なおみ先輩：歯科衛生士は、患者さんが行動を変えやすいようにするために、とくに**新しい行動の負担を軽くする工夫と、行動を変えたときのメリットを実感できるようにしているのですよ**（表4）。

表4　患者さんの習慣を変えるために使える考え方

患者さんが行動を変えるまでの段階	〈保健行動に関する理論〉 歯科衛生士がすること
患者さんが行動変容の必要性に気づく	〈ヘルスビリーフモデル〉 このままでは大変な病気になるかもしれないことに気づいてもらう（病気に罹るかもしれない・その病気に罹ったら大変だ） この行動をとればその恐れが軽くなると感じてもらう
患者さんが行動変容の実行に納得する	〈ヘルスビリーフモデル〉 この行動を実施する面倒くささや難しさを小さくして、行動を実行したいと思ってもらう
患者さんが行動変容へのやる気をもつ	〈計画的行動理論〉 行動しようと思ってもらえるように働きかける 行動すればよい結果が得られると知ってもらう 大切な人が、自分にこの行動をとって欲しいと思っていることを知り、その期待に従おうという気持になってもらう この行動がコントロールできると思ってもらえる
患者さんが知識を獲得する	その患者さんに必要な知識を伝える
患者さんが技術を獲得する	その患者さんに必要な技術を教える
患者さんが自分は行動変容ができると信じる	〈自己効力感〉 患者さんに、自分にもこの行動ができると思ってもらう
患者さんの周囲の人々の協力と理解を得る	〈ソーシャルサポート〉 周りの人が患者さんの気持ちを支えたり、物を貸してくれたり、行動で協力をしてくれる 患者さんが行動の実行を決断したことを、周りの人々が受け入れ、協力し、評価してくれるようにする

ヘルスビリーフモデル（保健信念モデル）

ローゼンストック（I.M. Rosenstock）やベッカー（M.H. Becker）によって示された、行動変容に関する動機づけを説明するモデル。人が健康によい行動をとるのは、①ある病気にかかる大変だと感じ、②健康行動をとるメリットがデメリットより大きいと感じることが保健行動の動機付けになるというもの。

計画的行動理論

アズゼン（Ajzen）が提唱した、行動によって得られる結果と価値（メリット）を合理的に判断するには、「自分がその行動をとれる」という統制感も必要であるとした理論。その行動について「考え」、「他人からのプレッシャー」や「できる感」が「やる気」をうむというもの。

自己効力感

バンデューラ（A. Bandura）による、ある行動を実践しようとする時には、自分でもやれると確信できることが大切とする理論

ソーシャルサポート

社会で生きる人間関係のなかでやりとりされる、道具などの貸し借りなどの物理的なサポート、情報を与えてくれるようなサポート、心を支えてくれるような情緒的なサポート、ほめるとか感想をくれるなどの評価的なサポートなどをさす。

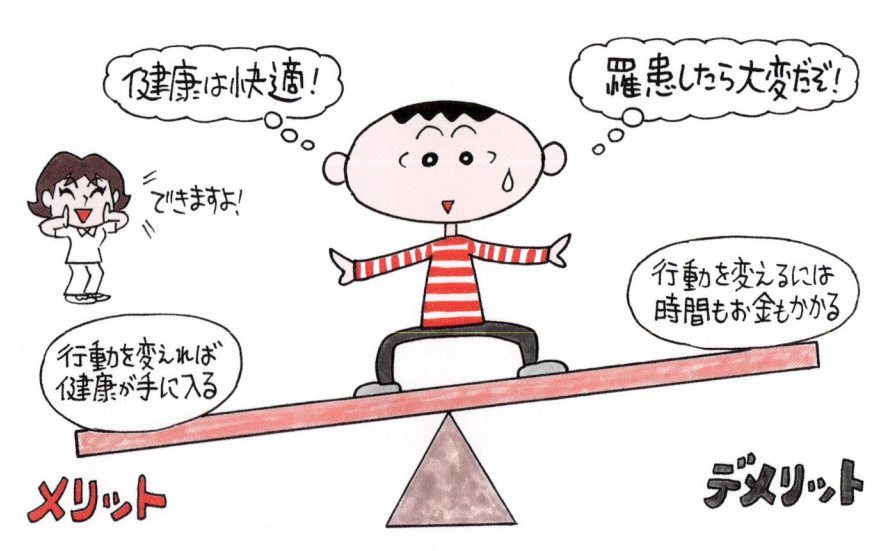

ヘルスビリーフモデル（保健信念モデル）

Q15 患者さんによりよい保健行動をとってもらうには？（行動変容）

歯科保健指導を任された患者さん。歯間にプラークがついていたので、デンタルフロスをすすめて使い方をお教えしたら「はい、はい」とよい返事でした。でも次の来院時、ほとんど改善されていなくてがっかり。どうすれば、行動を変えてもらえるでしょう？

A15 意欲があるなしを見極めて、患者さんの状態に合った指導をします。

意欲（やる気）がなく、歯科衛生士の話に合わせているだけならば、意欲が高まるように情報を提供します。意欲はあるけど環境が整わない（時間がない、設備が整っていない、費用が足らないなど）ことでできない場合は、生活のなかで実践できる具体的な方法を伝えます。

おちか女史：生活習慣を健康のために望ましいものに変える**「行動変容」は、患者さん自身がその行動を選択して、決定するというプロセスを経ないと成功**しないものね。患者さんが正しい知識を得て、適切な保健行動のための技術を習得することによって、やる気を起こしてはじめて好ましい態度の形成、好ましい習慣へとつながるのね。

なおみ先輩：それがわかっていないと、技術だけに焦点を当てて保健指導を行いやすいように思います。たとえば、どう歯ブラシを当てればプラークが除去できるか、どう歯ブラシを動かせばいいかという、技術指導だけを繰り返してしまいます。

おちか女史：「それはもう聞きました」と言わないまでも、そう思っている患者さんはいるかもね。

なおみ先輩：「はい、はい、はい」と返事はしてくれていても、実は聞いてくれてないなと感じることもあります。「今日、ブラッシング指導は結構です」としょっちゅう言われる人も要注意です。

技術の習得が必要な患者さんもいらっしゃいますが、技術にも問題はあるけれども、技術指導よりも先にやらなければならないことが結構あります。

おちか女史：プラチャスカたちは、行動変容について、対象者の関心の程度や実行状

　　　　　　　　　況の時間的変化を「行動変容ステージ」として分類しているわ（表5）。
なおみ先輩：無関心期、関心期、準備期、行動期、維持期の5つのステージですね。
おちか女史：禁煙指導によく取り入られているわね。必ずしも順番にいかないこともあるけれど、ある保健行動を実行するにあたって、患者さんが今どこのステージにいるかを知ることは大切ね。
なおみ先輩：それぞれのステージにより、支援する内容が変わるからですね。
おちか女史：そう、たとえば無関心期・関心期では、患者さんの考え方に働きかけをするわね。この段階で技術指導をしても、行動変容は起こらないから。
なおみ先輩：この段階では、患者さんに知識がない場合には情報提供をして、やる気を高めてもらいます。あるいは、自分の健康状態に脅威を感じてもらう一方で、対策を講じることで健康面の改善が期待されるという安心感をあたえたりします。また、その患者さんが行動変容することで、ご家族へもよい影響があるんですよと伝えることもあります。
おちか女史：準備期以降は、行動への働きかけね。
なおみ先輩：そうですね、この時期には「よい保健行動をしよう」という意欲が出てきていますから、周囲の理解を求め、さらに自分の意思を固めるために「喫煙をやめる」のように行動を変えることを宣言してもらうことや、自分は行動変容ができるのだと信じてもらえるように、簡単なことから少しずつ始めて「できた体験」をしてもらうといいですね。
　　　　　　やろうと思うのだけど、時間がないから磨けないなどの環境要因が影響している場合は、トイレに入りながら、お風呂に入りながら、テレビを見ながら、「ながら磨き」をするなど、その方が生活のなかでできそうなことを提案します。
　　　　　　ようじで歯の間につまった食べ物をとろうとして歯肉を傷つけてしまう人には、歯間空隙にあった歯間ブラシを使用してもらうようにするとか、問題だった行動のかわりに健康によい行動を取り入れたりすることもあります。
おちか女史：患者さんの状態を見極めて、その状況に合った指導をすることが行動変容を援助するコツなのね。

表5 行動変容ステージ（Prochaska J.O.）

無関心期	6カ月以内に行動を変える気がない
関 心 期	6カ月以内に行動を変える気がある
準 備 期	1カ月以内に行動を変える気がある
行 動 期	行動を変えて6カ月以内の時期
維 持 期	行動を変えて6カ月以上の時期

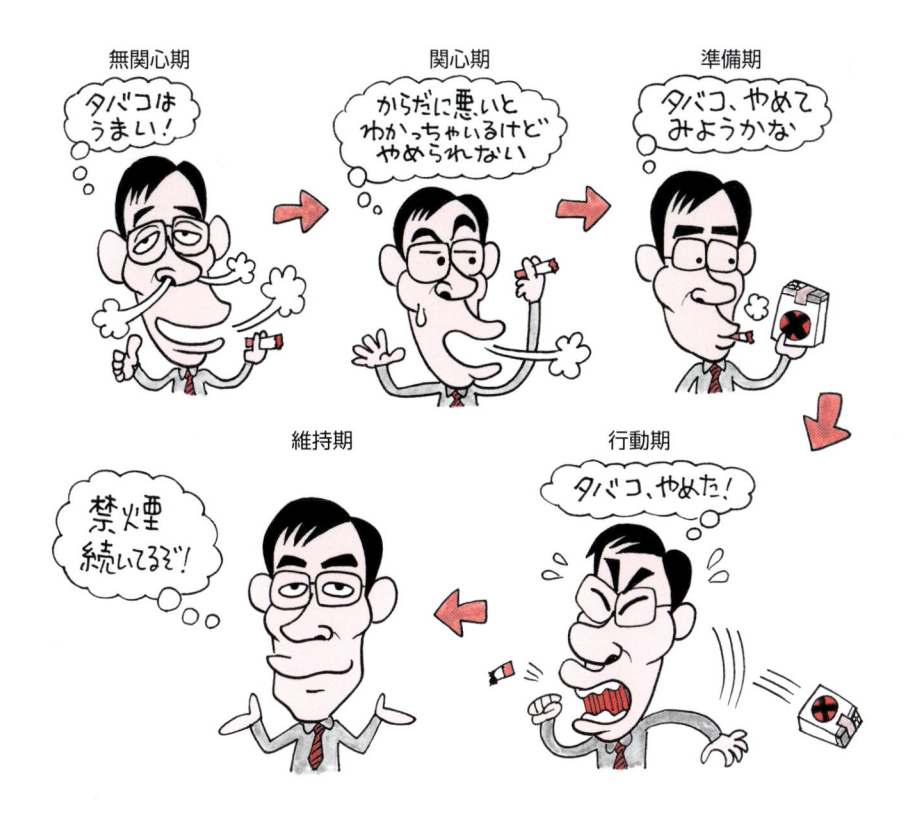

第2章

Q16 患者さんに適切な行動を継続してもらうには？
歯間清掃が必要な患者さんにフロッシングを指導したのですが、定着せず、甘い物の頻回摂取もやめてもらえません。どうすれば患者さんに適切な行動を続けてもらえるでしょう？

A16 健康のための「減らしたい行動」と「増やしたい行動」の原因と結果をはっきりさせて、それらをコントロールします。
「減らしたい行動」には、その代りになる健康に影響のない行動を見つけてみます。そして「減らしたい行動」をとりにくくする条件をふやし、「増やしたい行動」をとりやすくする努力をします。

なおみ先輩：行動変容したあと、その行動を継続させて習慣化してもらうのは、なかなかハードルが高いなと感じることがありますね。

おちか女史：長い間に身についた習慣は、意識しないで行われるものなので、それを変えてさらに持続させるには、いろいろな工夫が必要だわね。

なおみ先輩：どんな工夫があるのでしょう？

おちか女史：まず、健康にとって余分な行動である**「減らしたい行動」**を考えてみて。「減らしたい行動」は、患者さんが意識的にしろ無意識的にしろ望んでいる行動といえるわね。

なおみ先輩：1日に何回も甘いものを摂るのを減らしたい、甘味入り炭酸飲料を頻繁に飲んでいるのをやめたいというような場合ですね。

おちか女史：そう、「減らしたい行動」は、し続けると自分の健康に悪い影響を及ぼすとわかっても、なかなか減らしたり、やめたりすることができないのね。

なおみ先輩：食べるとおいしいし、飲めばすっきりするという、自分が望んでいる効果がすぐに得られるからですね。これを食べるとむし歯になる、太るという悪い影響がでるのは食べた直後ではなくしばらくたってからだから、あとでの後悔よりも今の快の方を取ってしまうのでしょうね。

おちか女史：そこで、その行動をとる理由と、それによって得られる結果に着目してみて。食事以外に甘いものを食べてしまう理由が、イライするとか口さ

みしいからで、食べた結果が、落ち着くとかホッとするとかだった場合は……。

なおみ先輩：心が落ち着くような別の行動、たとえばお茶を飲む、深呼吸をする、アロマをかぐなど代わりになることをすれば「食事以外に甘いもの」を食べるのを減らすことができますね。また健康へ影響がない、甘くない食べ物を代わりとして間食に摂ることも考えられます。
「減らしたい行動」のハードルを高くするために、甘いものを買わない、手に取りやすい場所にそうした食べ物を置かないなどもできますね。

おちか女史：そうね、「減らしたい行動」には、その行動のハードルを高くすることが有効ね。
一方で、健康のために**「増やしたい行動」**は、自分の将来の健康によい影響を及ぼすとわかっていてもなかなか続けられないわね。

なおみ先輩：フロッシングを始める、鏡を見ながらブラッシングする、磨いたら2時間はなにも食べないなどの場合ですね。

おちか女史：これらは、続けると口臭がなくなるとか、むし歯にならないといった成果をすぐには実感しにくい行動ね。

なおみ先輩：しかも、行動を続けることで今までよりも費用がかかったり、時間がとられたり、食べたい気持ちを我慢したりといったハードルがありますね。

おちか女史：お金がかかるから、忙しいから、食べたいからと理由づけがしやすいし、心理的なハードルは思っているよりずっと高かったりするわ。

なおみ先輩：増やしたい行動については、行動を起こしやすいようにハードルを低くすればいいんですね。たとえば、お気に入りの手鏡を用意したり、フロスを手に取りやすいところに置くようにするといいですね。

おちか女史：患者さんが適切な保健行動を続けるには、歯科衛生士のサポートが大きな力になるわ。正しいやり方を教えるだけはなく、患者さんが適切な行動を続けていることをほめる、適切な行動を続けた成果が出てきていることを確認し共に喜ぶ、ということによって行動の継続が強化されるわよ。

なおみ先輩：そのためには、患者さんが定期的に受診をすることも大切になりますね。定期健診の大切さもアピールしていきたいですね。

第2章

Q17 高齢の患者さんを上手にサポートするには？

高齢の患者さんを複数名配当されて、歯科保健指導とスケーリングを担当することになりました。高齢の患者さんのサポートの仕方を教えてください。

A17 加齢に伴う一般的変化を頭に置きつつ、患者さんをよく観察して、状態に合ったサポートをします。

年をとればとるほど暦年齢と身体年齢の差が大きくなります。高齢者の一般的な特徴を頭に置きつつ、担当する患者さんの健康状態や身体の機能のレベルなどをよく観察して、その方の状態に合ったサポートを行います。

おちか女史：高齢者世代は、65歳から100歳を超える方まで非常に幅広い年齢層の人々が対象になるから、一口に高齢者といってもそう簡単にいかないわね。

なおみ先輩：そうですね。加齢に伴う心身の変化はとても個人差が大きくて、健康上の課題も、また要支援、要介護などの健康水準もさまざまです。そして歯科衛生士が高齢者と関わる場も、診療室、病棟、施設、在宅と多岐にわたります。

おちか女史：そうしたさまざまな状態や状況を、的確に判断することがすごく大事になるわね。

なおみ先輩：それらの判断がないと上手にサポートはできません。先入観も怖いです。診療室に通院してくださっていて、とくに基礎疾患がなく、一見加齢の影響がさほどないと思っている患者さんでも、いざ治療になると、身体機能の低下が起こっていたと気づくことがあります。

おちか女史：具体的にはどういうことなの？

なおみ先輩：たとえば治療中、以前は問題なく口をあけたままのどの奥に水を溜めておくことができた方でも、高齢になると、うまくできなくなってきます。そうなると、超音波スケーラーやタービンを使った治療を長い時間続けて行うことはむずかしくなります。バキュームテクニックを使って口腔内に水を貯留させないのはもちろん、苦しくないか、うがいをしたいかなど患者さんに聞きながら治療を行う必要がでてきます。

おちか女史：ずっと通っている患者さんでも、機能は徐々に低下しているものだし、日常生活では口をあけたままのどの奥に水を溜めるなんてことはしないから、わからないわね。

なおみ先輩：そうなのですよ。歯科衛生士は通常、患者さんが治療前や治療中に行うぶくぶくうがいの様子から口腔周囲筋の機能が低下していないか確認しています。でも、ぶくぶくうがいに問題がなく、嚥下機能の検査でも問題がなくても、のどの奥に水を溜められない患者さんは結構いると思いますよ。

おちか女史：加齢に伴って起こる現象だということね。

なおみ先輩：その一つですね。それから、歯科保健指導でお渡しするリーフレットの文字が小さいと、見えづらくて、読みたくないと思われることもあるでしょう。また、鏡でプラーク付着状態を指摘してもよく見えない場合もあります。そうしたことに配慮して、なるべく明るい場所で見ていただいたり、細かい所や見づらい所は見なくてもすむような工夫も必要ですね。

おちか女史：高齢者の患者さんの、お一人おひとりの状態を見極めるには、高齢者の一般的特徴をはじめ、疾患の知識や解剖や機能についての知識も必要になってくるわね。

なおみ先輩：そうした知識がないと、必要なサポートはできないですね。高齢者は歩くときにつま先があがらなくなるので、足元のちょっとした段差でもつまずきやすいことを知っておくと、診療室内で誘導するときに配慮ができます。また、年齢とともに動きがゆっくりになるので、歩くペースを患者さんのペースに合わせるようにしてユニットに誘導し、座るときには体のバランスが崩れないよう支えたりします。ユニットチェアーに座られたら、首や腰の部分にバスタオルを丸めて置いて、背中の曲がりや腰痛などに対応したりもしますね

おちか女史：そうしたサポートはさりげなく行うことが大事よね。必要以上なサポートは失礼になることもあるからね。

なおみ先輩：たしかに、配慮は必要ですが年寄り扱いしてはいけません。

おちか女史：今後は、在宅で口腔ケアを行う機会も増えるでしょうし、高齢者の疾患

第2章

　　　　の発生を防ぐ一次予防の重要性は、ますます大きくなるばかりだわね。

なおみ先輩：そうですね。それに今は、新しい治療法や器具や薬がどんどん開発されているし、法律も変わったりしています。そうした新しい情報を積極的に取り入れて知識を積み重ねていかないと、これからの歯科保健医療に対応することがむずかしくなっていくでしょうね。

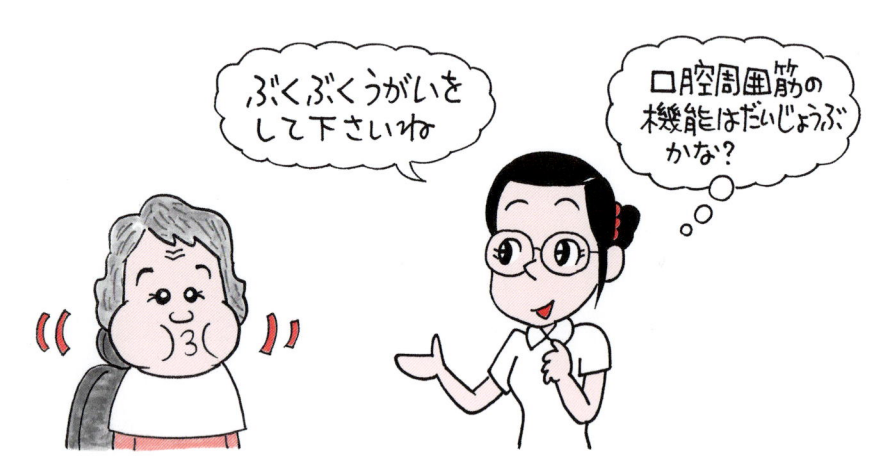

「ぶくぶくうがいをして下さいね」

「口腔周囲筋の機能はだいじょうぶかな？」

高齢者の患者さんの状態をよく観察してサポートを

なおみ先輩のチョットイイ話

ピンピンコロリとネンネンコロリ

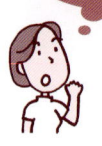

　「健康寿命」という言葉をご存知かしら？　これは介護を受けないで自立した生活をできる期間のこと。日本人の平均寿命と健康寿命の差は、平成22年で男性9.13年、女性12.68年。この期間は、日常生活に制限がある期間になってしまうのね。

　多くの方は、食べ、話し、歩き、元気に死ぬまで生きる「ピンピンコロリ（PPK）」を望み、寝たきりで長く過ごし、思うように活動ができず、厚い介護の必要な「ネンネンコロリ（NNK）」を望んでいません。

　健康寿命を延ばしPPKを実現するには、生活習慣を整え、健康によい行動をとることが大切なのはいうまでもないこと。歯科衛生士は患者さんたちにそれを実行してもらうための支援者でもあるのね。

3 待ち時間と処置時間

Q18 時間に対する患者さんの不満をやわらげるには？
「待ち時間が長く、歯石除去にも長くかかりすぎる」とネットに書き込みをされてしまいました。とくに抗議もされなかったので、まさかそんなに強く不満を感じているとは思いませんでした。どうすればよかったのでしょう？

A18 待たせなければならないときには、待つことの負担を軽減させるように働きかけます。
「時間がかかりすぎる」ことは、患者さんが不満をもちやすいので、受付でも診療室内でも気をつけ、患者さんの様子に配慮するようにしましょう。

おちか女史：患者さんにとって、歯科衛生士の技術を直接判断することはむずかしいけれど、器具の取り扱い方や治療にかかる時間、待ち時間や患者さんに対する説明などで間接的に判断することはできるわ。

なおみ先輩：待ち時間や処置時間の長さで、技術が低いと判断されかねませんね。

おちか女史：歯科衛生士による介入や歯科衛生士自身に対する満足度は、患者さんの評価でもあるから、軽んじることはできないわね。

なおみ先輩：時間がかかったことに対する不満の原因には、患者さんへの説明不足や、患者さんと約束した予定時間をオーバーしたことが考えられますね。

おちか女史：でも、たとえ予定していた時間内であったとしても、その患者さんの治療後の予定が詰まっていたりすると、待ち時間や治療時間を長いと感じてしまうことはあるわね。

なおみ先輩：確かに、次の約束が気がかりで急いでいるときは同じ時間でも長く感じてしまうし、嫌なことやつらいことをしているときも時間はとても長く感じますね。

おちか女史：ディズニーランドでは、アトラクションの待ち時間がいくら長くても、みんな不満も言わずリピートしているけど、歯科診療所では待ち時間や治療時間が長くて不満を強く感じたら、もう来なくなるわね。

第2章

なおみ先輩：ディズニーランドは、おもてなしで有名になりましたよね。アルバイト一人ひとりがお客様を楽しませようと工夫していますし、待つ人に対していろいろな配慮もされています。「あと〇分」と待ち時間が表示されるので、予測がつかずにイライラしながら待つことがなくなりますし、Webで待ち時間がリアルタイムにわかったりもします。ファストパスチケットもあって、チケットに書かれた時間帯に行けば優先的に乗せてもらえる仕組みもできています。

おちか女史：どこに行けばいいか、どこを選ぶかをお客にさせているわよね。お客自身が選んでいるから、納得して待てるわね。それに行列に並んでいても少しずつ進むから、進んでいる実感があって待っているイライラは軽減されるしね。

なおみ先輩：しかも待っている間もキャラクターが飛び回っていたり、風景が変わってアトラクションに対する期待を強めてくれたりと楽しいですね。待つことの苦痛がなくなりますね。

おちか女史：待ち時間の長さがわからなかったり、待たなければいけない原因がわからないと人はイライラするし、待たされ方がつらかったり、用事があって間に合うかどうか不安だったりする状況でも不満を感じるわね。

なおみ先輩：イライラさせないこと、待っている間につらい思いをさせないこと、そして患者さんが選べるという自由度を高めることの3つが必要ですね。

おちか女史：そう、待ち時間や待つ原因を伝えてイライラを軽減してもらうこと、つらい姿勢や不快なことがないように場所や状態を工夫し配慮すること、患者さんの予定によっては治療時間を調整する必要があるかを確認して患者さんの選択の自由度を高めること。これらをすることによって、不満は少なくなると思うわ。

なおみ先輩の
チョット
イイ話

待ち時間が気にならなくなった！

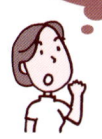

　待ち時間について、おもしろい話があります。あるビルではいつも「エレベーターの待ち時間が長すぎる！」とのクレームを受けていました。でも、エレベーターを新しくするのはコストと時間がかかりすぎて無理。そこでビルの担当者が一計を案じたのは、エレベーターの前に大きな鏡を置くこと。これにより、数週間後にはクレームが一件もなくなりました。なぜだか、わかりますか？

　実は待っている人たちが、エレベーターの前の鏡を見て身だしなみを整えたりするのに時間を使い、エレベーターの待ち時間を「待ち時間」として認識しなくなったから。

　待ち時間を物理的に短くすることはできなくても、視点をかえて工夫をすれば、不満を解消することはできるのね。

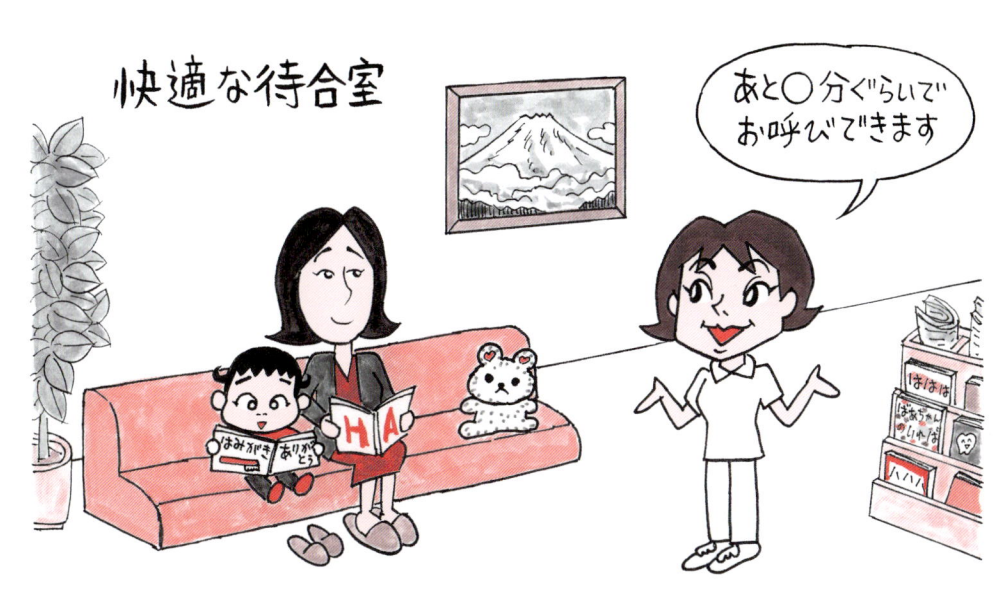

待つことの負担を軽減する工夫を

4 電話応対

Q19 電話応対を上手にするには？

メールでやりとりすることがほとんどで、友人や家族以外と電話で話すことはこれまであまりありませんでした。歯科医院に就職することになり、電話応対がちょっと不安。電話応対の基本を教えてください。

A19 わかりやすく、はっきりとした受け答えが基本です。

電話の応対は、表情が見えない分、声の調子や話し方、言葉遣いなどで印象が決まります。わかりやすく、はっきりとした受け答えを心がけることが基本です。

おちか女史：電話も経験がなければ、上手にはできないわね。スマホやタブレットを使いこなしている世代は、電話応対の経験は極端に少なくなっているのかしらね。

なおみ先輩：そうですね。学生時代の実習先では、電話応対を学生にはさせないところもありますし、経験が多いとはいえませんね。就職すると、歯科診療室でも病院外来でも、患者さんからの予約や予約の変更、問合せなどは電話で行われることが多いですし、業者や院長の知人などからも電話があり、自分で応対したり、取り次いだり、伝言を受けたりなどが日常的な業務の一つになりますね。

たとえ受付がいても、受付担当者が患者さんへ対応しているときに電話が鳴ったら、歯科衛生士が電話に出ることになります。

おちか女史：電話の基本マナーを知っておかないと、職場で困るわね。まずは、2回コールが鳴り終えるくらいで出るとよいとされているわね。3回以上コールしてしまったら、「お待たせいたしました」と一言添えるのがふつうね。

なおみ先輩：2回コールで電話と取れたときは、一般的に、次のように応対します。

①所属名を言う

「はい、○○歯科医院です」

②挨拶をする

「おはようございます（10時半位まで）」

「お世話になっております（業者などの場合）」

③取り次ぐ・不在を伝える

「歯科衛生士の〇〇ですね。少々お待ちください」

「ただ今、歯科衛生士の〇〇は席を外しております」

「あいにく、本日歯科衛生士の〇〇はお休みをいただいております」

④不在への対応を伺う

「よろしければ伝言を承りますが、いかがいたしましょうか」

「後ほど〇〇からお電話さしあげるようにいたしましょうか」

⑤先方を確認する

「失礼ですが、もう一度お名前を頂戴してもよろしいでしょうか」

「恐れ入りますが、念のためご連絡先のお電話番号をお教え願えますでしょうか」

⑦了解を伝える

「承知いたしました」「かしこまりました」

⑧取り次がれた電話にでる

「お電話かわりました。〇〇です」「お待たせいたしました。〇〇です」

① 〇〇先生へ
② ××薬局の△△様から
③ 備品補給 かけなおし必要無し
④ 13時10分
⑤ □□

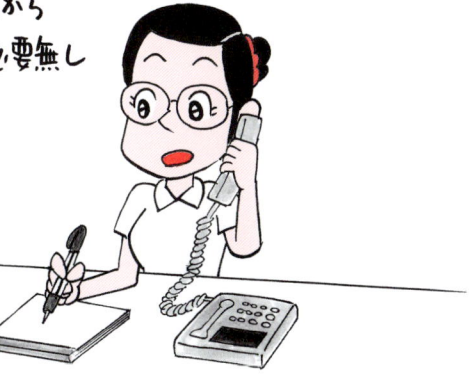

おちか女史：電話では、伝言を受けることが多いので、気をつけなければならないことがあるわね。受けた伝言は必ず復唱して先方に確認すること。たとえば、「復唱いたします。本日15時からのケースカンファレンスが延期になり、改めて、後日吉田様からご連絡いただけるということでよろしいでしょうか」。確認ができたら「では、中村に申し伝えます」と言って、電話を静かに切ればいいわ。

なおみ先輩：そして、伝言メモには次の項目は必ず記載するようにします。用件は簡潔にまとめるようにしましょう。

伝言メモ
①宛名（○○先生へ）
②先方の所属と名前
③用件とかけなおす必要の有無
④電話を受けた時刻
⑤電話を受けた者の名前

III 病棟で

1 病棟でのアプローチ

Q20 病室に入室するときに注意することは？
初めて病室へ患者さんを訪ねます。診療室では、お見えになる患者さんを迎えていますが、自分から入院患者さんに会いに行くと思うとちょっとドキドキします。入室するときはどんなことに注意すればいいでしょう？

A20 患者さんのプライバシーに配慮することが大切です。
病室が相部屋の場合は、カーテンで囲まれた範囲が個人スペースです。相部屋では、音が筒抜けですので、患者さんのプライバシーや周りの患者さん一人ひとりに配慮する必要があります。

なおみ先輩：最近では、学校でも病棟での実習が増えてきていますが、実習を取り入れていないところもまだまだたくさんありますから。

おちか女史：実習した経験もなく、入院経験やお見舞の経験もなければ、どういうふうに入室していいかわからないわよね。

なおみ先輩：個室ならば、その患者さん一人のお部屋なのでまだいいのですが、相部屋ですと複数の方がそこにいらっしゃいますので、配慮が必要になりますね。

おちか女史：病室は男女別で、大体の場合、ナースステーションから距離が近い部屋は重症度が高い、看護の必要度が高い患者さんたちの部屋になっているわね。

なおみ先輩：患者さんの状態については、事前に記録を電子カルテなどで確認していきますし、患者さんのところに行くことは、患者さん本人にも看護師に

第 2 章

　　　　　　　も伝えてあります。ですが、実際に行ったときにナースステーションへ寄って、患者さんの様子を直接伺ったり、直前に歯科衛生士が今から来ることを患者さんに伝えておいてもらったりするといいですね。

おちか女史：患者さんの容体は刻々と変わる場合もあるし、看護師との対面での情報収集は他職種との関係づくりにも有用ね。

なおみ先輩：はい、口腔ケア中に体調が急変したり、何かあったりしたときには、まず看護師とコンタクトすることになりますから。

　　　　　　その後患者さんの病室に行き、入室時には、他の患者さんにも挨拶しながら訪問する患者さんのベッドに向かいます。カーテンがしまっているときは、外から声をかけ、その中に入ってもいいという許可をもらってからカーテンを開きます。

　　　　　　プライバシーに対する配慮を忘れないことです。

おちか女史：患者さんとお話しするときは、目の高さを合わせながらお話することを心がけるといいわね。それと、初めての訪問の際には、パーソナルスペースにも配慮することが必要ね。**パーソナルスペース**は、**コミュニケーションをとる際に快適と感じる物理的な距離**のこと。この距離は人によって多少違うけど、物理的な距離は心理的な距離と比例しているから、患者さんとの関係性を踏まえて距離をとるといいでしょうね。

なおみ先輩：そうですね。口腔ケアを行うためには、歯科衛生士は患者さんの身体に触れる距離まで近づかなくてはなりません。患者さんももちろんそのことを理解されていて、お口をあけてくださいますが、たとえ医療者であっても知らない人にいきなり近づかれるのは、誰でも抵抗があるものですよね。人によっては、顔や口の周りの筋肉がこわばって、ケアがしづらい場合もあります。とくに初回のときは、いきなり口を診るのではなく、ご挨拶をしたり、体調を伺ったり、時には世間話をしたりして、患者さんが歯科衛生士への心理的距離を縮められるように働きかけをすることが必要になりますね。

おちか女史：口腔ケアを機械的に行うのではなく、患者さんとの信頼関係を築くよう心がけることが大切なのね。

2 周術期の患者さんへのアプローチ

Q21 術前の患者さんへのアプローチは？
がん手術を予定されている患者さんの、術前の口腔管理に関わることになりました。何か注意することはありますか？

A21 まず始めに、患者さんがご自分の病気についてどのくらい理解されているかを確認します。
患者さんによっては、ご家族の希望などによって、ご自分が「がん」であることを知らされていない方がいます。また、人によって自分の病気に対しての理解の度合いがまちまちです。

なおみ先輩：術前では、患者さんが身体的な準備を整え、精神的に安定して手術に臨むことができるように、医療チーム一丸になって関わっています。術前の口腔管理もその一つで、術後の合併症防止を目的にしています。

おちか女史：口腔衛生状態を良好にすることと、精神的に落ち着いていただくよう働きかける必要があるわけね。

なおみ先輩：注意しなくてはならないのは、患者さんによって、告知されている方と家族の希望によって告知されていない方がいることです。

おちか女史：告知されていても、どのように理解されているかはわからないわね。歯科衛生士から患者さんに情報を提供するときや、説明をするときに細心の注意を払わないとだめね。

なおみ先輩：そうなのです。患者さんについては、病名も今後の予定もどういう患者さんかも、他職種が記載した電子カルテなどを十分確認してから臨むので、歯科衛生士はそうした情報を知っています。知っているからこそ不用意なことを患者さんに言わないよう、注意しなくてはなりません。

おちか女史：「がん」は、ダメージが大きい言葉ね。

なおみ先輩：告知を受けていて、自分が「がん」のために手術を受けるということがわかっていても、患者さんは「がん」という言葉をあまり使いたくない

ようです。それだけ、患者さんにとって、イメージが悪い言葉なのだと思います。

おちか女史：まして、告知を受けていない方、自分が「がん」だと知らない方にとっては、歯科衛生士が「がん」と知らせてしまうことは担当医との信頼関係を崩しかねず、手術にとても悪い影響及ぼしてしまうわね。

なおみ先輩：ですから、患者さんの病名や今後の予定を知っていても、まずは患者さんご自身がご自分の病気や状態、手術の予定、術後の状態などについて、何をどの程度知っていらっしゃるか、必ず質問をして確認をします。

おちか女史：自分が「がん」と知っていて、今後の治療や身体の状態の変化をよく理解されている方には、「がん」という言葉は使わないけれども、どうして口腔管理を行うか、術後どうなるかなどを詳しく説明できるわね。

なおみ先輩：病名を知らない患者さんについては、病名がわかってしまうような内容は避けて説明をするようにします。

おちか女史：だからこそ、患者さんが何をどのようにどのくらい知っていらっしゃるのかを、事前に確認する必要があるわね。

なおみ先輩：はい。口腔ケアは患者さんにとっては心地よいものなので、いったん受けていただくと、楽しみに待っていらっしゃる方も多いです。看護師に対してはわがままな態度を見せている患者さんでも、歯科衛生士には優等生な態度をとる方も結構います。

おちか女史：看護師とは24時間一緒にいて、痛いことやつらいこと自分の弱い面を、見せたくなくても見せてしまっているけれど、歯科衛生士と一緒にいるのはせいぜい1時間くらい。いいところを見せることができるわけだ。

なおみ先輩：そうみたいです。それは看護記録を読むことでわかったんですが、看護記録も歯科衛生記録と同じように、SOAP*（*ミニレク p.81）で書かれていることが結構多くて、口腔ケア後に患者さんが看護師に言ったことなどが書かれていて、いろいろわかるんですよ。

おちか女史：情報の共有で患者さんへの理解が深まるのね。患者さんと看護師とは面の接触、歯科衛生士とは点の接触だから、看護師の方が入手している情報量が多いと考えられるわね。看護師にかぎらず、他職種の記録は患者さんを理解するうえでとても参考になるわね。

Q22 術後の患者さんへのアプローチは？

手術後や治療後の患者さんはとてもつらそうで、口腔ケアをした方がいいのはわかっているんですが、どう関わっていいか困っています。

A22 術後の合併症の予防や早期発見に努め、不安軽減のための支援を行います。

強い身体的苦痛が現れる術後は、患者さんは身体的にも精神的にもまいっています。術前に説明を十分に行い、口腔内の状態をよくしておくことがとても大切です。術後は、患者さんのつらさを理解するよう努め、痛みに配慮しながら口腔ケアを行います。

なおみ先輩：口腔領域のがんや血液の疾患の術後は、口腔内に生体反応が出やすいですし、精神面にも影響があります。

おちか女史：身体に大きなダメージを受けると、精神的にも大きく影響を受けるわね。具体的にはどんな影響があるの？

なおみ先輩：外科手術では、術直後には強い身体的苦痛が現れます。それらの苦痛は数日経過するとやわらいでいきますが、機能障害が出た場合や自分の疾患について十分理解していない場合は、さまざまな不安を抱えてしまいます。医師も看護師もそれらの不安の軽減に取り組みますが、患者さんが精神面で頼りにしたいと歯科衛生士に対して思うこともあります。

おちか女史：チーム全員が専門家としてコミュニケーションを大事にしていても、やっぱり患者さんにとって、話しやすい人とそうでない人はいるでしょうね。

なおみ先輩：チーム医療は、さまざまな専門家の集まりでもありますが、さまざまな人格の集まりでもありますからね。

おちか女史：でもそのなかに支えになる人が一人でもいれば、大きな援助になるわね。歯科衛生士がその人になる場合も十分あり得るのね。

なおみ先輩：患者さんを支えられる人になって、少しでも術後合併症を軽減させたいと思いますね。

おちか女史：ところで、原発部位や治療によって、お口の状態はどうなるの？

なおみ先輩：口腔領域のがんや血液の疾患の放射線治療や化学療法の後は、口腔内に生体反応が出やすいです。

おちか女史：具体的には？

なおみ先輩：化学療法では、治療開始後6日目くらいから口腔粘膜炎の徴候や症状が出て、10日目くらいからに潰瘍や痛みが最も強くなります。患者さんによっては徴候が発現する前にジリジリした痛みや灼熱感などの症状を訴えることがあります。抗がん剤の投与が1回であれば、治療開始後3〜4週間でほぼ粘膜炎はよくなります。

放射線治療と抗がん剤併用では、治療開始後2週目から口腔粘膜炎がつづき、7週目に潰瘍や痛みが強くなり、10週間前後粘膜炎がつづき、放射線治療終了後約4週間でよくなってきます。放射線治療は毎日少しずつの放射線をつづけて照射するので、粘膜炎が持続します。

おちか女史：口腔粘膜炎の炎症が強いときは痛みも強く出て、何も口にしたくなくなるというわね。

なおみ先輩：痛くてつらくて触れられたくないときには、無理に口腔ケアをしたりしません。症状が出る前の治療開始直前と、症状がある程度よくなってきてからが、専門的口腔ケアを行うときです。

おちか女史：痛みのつらさは本人しかわからないし、痛みがあるときは他のことに何にも気が回らなくなるわね。

なおみ先輩：治療に対する反応なので、時間経過とともに軽減はするのですが、やはり相当つらそうです。必要があれば、麻酔剤などをつかって専門的口腔ケアを行います。でも、口腔ケアができないときでも、そのままにせず、「様子を見にきました」と顔を出すようにします。

おちか女史：「あなたのことを気にかけている」というメッセージを渡すのね。

なおみ先輩：できるだけそうします。専門的口腔ケアを受けることは、痛みがないときならば快刺激です。ケア中はうっとりされるほど気持ちがいいと言われる方もいますし、そうでなくても、ケア後は口の中がさっぱりして爽快になりますので、入院中に専門的口腔ケアを受けることはいい気分転換になるようです。

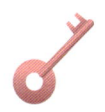

> **ミニレクチャー**

SOAP

　Problem Oriented System（問題志向型システム：POS）理論で紹介された記録方法の一つ。POSとは、患者さんの健康上の問題を中心に据えて医療を行う仕組みのことです。この仕組みでは、患者さんの情報を集め客観的に評価するとともに、第三者が見ても理解可能な形で蓄積する必要があるため、**SOAP**という書式を使って**問題志向型の診療録（Problem Oriented Medical Record：POMR）**が作成されます。

　SOAPはPOMRの一つで、以下の4つの項目に分けられます。

> S（Subject）：主観的情報。患者さんが話したこと。
> O（Object）：客観的情報。医療従事者が観察したことや検査したこと。
> A（Assessment）：上記SとOから医療従事者が判断したこと。
> P（Plan）：上記Aの判断したことをもとに計画し、実行したこと。

　この書式を用いると、患者さんが抱える健康上の問題点や、医療従事者の所見や治療方針などが明確になり、整理された記録となるため、他のチームメンバーが読んでもわかりやすいというメリットがあります。

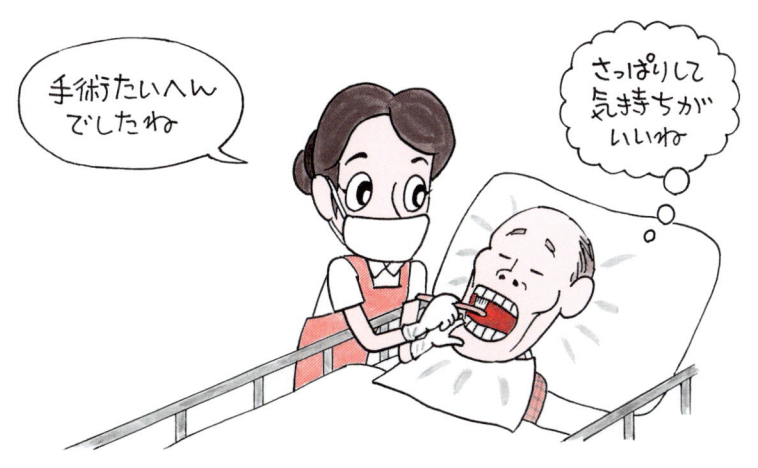

術後は患者さんの痛みやつらさに配慮しながら口腔ケアを

3 緩和ケアの患者さんに対して

Q23 緩和ケアの患者さんへのアプローチは？

緩和ケアを受けていらっしゃるがん患者さんへ、口腔ケアを行うことになりました。間もなく亡くなる方だと思うと、何か少しでもできたらという気持ちと、なんだか気が重いという気持ちが半々です。患者さんに何をしてあげればいいですか？

A23 患者さんが大切にしたいことに注目し、病期や場所を問わず、苦痛（つらさ）の軽減に努めます。

身体や心のつらさをやわらげることが緩和ケアの目指すところです。診断時から終末期まで、病期の段階にかかわらず医療者が関わります。大切なことは、患者さん一人ひとりの価値観を尊重しながら、QOLをできるだけ高く保てるようにサポートすることです。

なおみ先輩：緩和ケアは、間もなく亡くなる患者さんのためのケアと思われがちですが、そうではなく、病期や治療を受けている場所にかかわらず提供されるものです。

おちか女史：WHOによると、緩和ケアとは、「生命を脅かす病に関連する問題に直面している患者と家族の痛み、その他の身体的、心理社会的、スピリチュアルな問題を早期に同定し適切に評価し対応することを通して、苦痛を予防し緩和することにより、患者と家族のQuality of Life（QOL）を改善する取り組みである」（2002）とされているわ。

なおみ先輩：苦痛を軽減することに焦点があてられているわけですよね。

おちか女史：そうね。終末期とは切り離せないけれども、終末期だけではなく、がんと診断されたときから、緩和ケアは必要であると知っておくことね。

なおみ先輩：緩和ケアを受けている患者さんは、医療職の人や家族に痛みを伝えることや、使われる薬量や麻薬について抵抗があると聞きますね。

おちか女史：がん患者さんの苦痛は、身体の痛みだけでなく、精神的苦痛や、仕事や

家庭内のことなどの社会的苦痛、そして死や生きる意味への問いなどのスピリチュアルな苦痛と多面的だから、全人的に捉えないと、その患者さんを理解することが難しいわね。

なおみ先輩：そうですね。患者さんの状態や治療する場所が異なっても、切れ目ない質の高い緩和ケアを受けられるようにすることが、とても大切なことですね。

おちか女史：だからチーム連携が重要になってくるのね。緩和ケアの患者さんは、通常の歯科治療における基本的なコミュニケーションに加えて、患者さんの状態や状況によっては、感情が爆発したり、ふさぎ込んだりということもあるわね。だから、少しでも安心感をもってもらうためにも思いやりや優しさを示すことが大事だし、患者さんの気持ちを受け止めるように心がけないとね。

なおみ先輩：終末期に近づくと、全身状態が悪化して、お口のセルフケアが難しくなりますが、患者さんは身体的苦痛が大きくなるので、そちらに気がとられます。そのため、口腔内のトラブルが起こりやすいので、そうならないように歯科衛生士が関わっていきたいですね。

おちか女史：たとえばどんなトラブルなの？

なおみ先輩：口腔乾燥が最も多いですね。食べられなくなれば唾液分泌量が減りますし、治療法や薬剤の副作用が原因となることもあります。呼吸管理や室温なども影響してきます。

おちか女史：そうなると感染リスクは上がるし、経口摂取はしにくくなるわね。その防止には、歯科衛生士ががんばらないといけないわね。

なおみ先輩：口腔内をきれいに保つことがもちろん大事ですし、ケア後の保湿も必要です。口腔ケアのときには、誤嚥しないように、よく絞ったガーゼや水分をきったブラシなどを用いて、水分や汚れがのどに流れ込まないように注意します。

意識のない方の口の中に、保湿剤や中途半端にはがれた汚れを絶対に残さないようにします。もし、それらを残してしまうと、後でガビガビに保湿剤が固まりはがすのに苦労しますし、はがれた汚れがのどに落ちると誤嚥する危険があります。

意識があって、セルフケアが可能な人は、ふだん乾燥を感じたら、水でうがいをして口を潤したり、保湿スプレーなどを使ってもらったりします。

おちか女史：うがいで？

なおみ先輩：うがいは口腔機能向上のいい訓練になります。口唇を閉じて、頬に空気と水を入れ、動かす運動なので。

おちか女史：食べ物を味わい、表情豊かに周囲の方々と話ができれば、最後まで自分らしく過ごせたと思うことができるわね。歯科衛生士が行う口腔ケアによって、患者さんのQOLが向上するだけではなく、生きていることに価値を見出すことが期待できるわね。

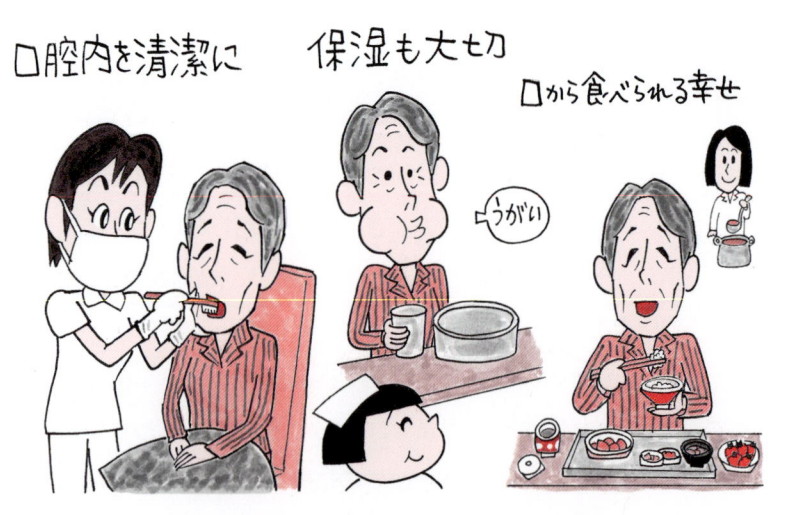

口腔ケアによって患者さんのQOLを向上

4 終末期の患者さんに対して

Q24 患者さんの死を受け入れるには？

担当していた患者さんが亡くなりました。歯科衛生士として自分ができることは精一杯行ったつもりでしたが、自分の力がもっとあれば、患者さんにもっと何かできたのではないかという思いが頭をはなれず苦しいです。

A24 その患者さんに関わったチームメンバーと、思い出を分かち合い、その患者さんの死を悲しみます。

患者さんと共にがんばってきた仲間たちもまた、同じようにつらい思いをしています。その思いを仲間と共に分かち合い、その死をきちんと悲しむことで、患者さんの死を受け入れることができるようになります。

おちか女史：患者さんが終末期を病院で過ごすことが多くなったり、歯科衛生士が在宅の患者さんに関わることが多くなったことで、「患者さんとの死別」が避けられないことになってくるわね。

なおみ先輩：以前、前立腺癌の入院患者さんで、もう口から食べられないし、余命あとわずかといわれていたのですが、新しい義歯の作製を強く希望されて通院された方がいました。完成して間もなくお亡くなりになったのですが、新しい義歯を作ることが患者さんの張り合いになっていて、来られたときは、いつも嬉しそうにお話をしてくださいました。義歯ができたときは本当に喜ばれていました。

おちか女史：歯科治療を受けることが、その方の生きる力になっていたのね。

なおみ先輩：そうだと思います。長く通われていた患者さんですが、歯科診療室に来て、たわいのない会話をしながら、いつも笑って帰られていました。

おちか女史：入院中の患者さんは、24時間看護を受け、痛みや入院生活など大きなストレスから他人には見られたくない姿をさらしていることも多いけど、歯科での週に1回1時間程度の治療であれば、本来の自分の姿を保てるし、いい気分転換になっていたのかもしれないわね。

なおみ先輩：患者さんは、末期になると、家族や介護者、医療者としか関わりがなくなってきます。チーム医療のメンバーのだれかが、患者さんの気持ちを一瞬でも晴らす役割を担えるのなら、それに越したことはないと思います。

おちか女史：そうね。歯科衛生士がその役割を担う可能性は低くないわね。そして、他の医療職とともに、患者さんが亡くなる前から患者さんとその家族に関わり、グリーフワーク*にも関わることになるでしょうね（*ミニレク p.87）。

なおみ先輩：患者さんの死は、関わった人すべての強いストレスになりますね。

おちか女史：祖父母などの近親者の死の経験があっても、職業人として担当する患者さんが亡くなった場合、喪に服す期間はなく他の患者さんを担当することになるので、それも大変なことよね。

なおみ先輩：患者さんの亡くなり方もまた関係してきます。苦しまれて亡くなられたりすると、もっと何かできなかったか、あのときにああすればよかったと歯科衛生士としての自分の責任や無力さを感じることもあるかと思います。

おちか女史：患者さんの死を認めることと、死そのものを肯定的に捉えることが、患者さんの死という衝撃をやわらげることになるわね。

なおみ先輩：そのためにも、患者さんの死をさけるのではなく、患者さんに関わったチームメンバーと共に、患者さんの死に向き合うことが必要なのだと思います。患者さんとの関わりを通じて体験したことを仲間と話しあったり、患者さん本人と自分たちががんばったことをねぎらったりして、患者さんの死をちゃんと悲しむことで、その死を受け入れることができるようになります。

患者さんの死に慣れることはありませんが、つらい記憶は時間が癒してくれます。

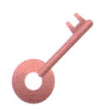

ミニレクチャー

グリーフワーク

　身近な人と死別したときには、大きな悲しみが襲ってきます。グリーフワークとは、その悲しみから立ち直っていく道程をいい、「喪の作業」などともいわれます。

　悲しみを無理に押さえつけると、根深い怒りとなったり、重荷を背負ったりして苦しみ続けてしまうことがあります。そこで、心理学的な手法を用いながら、悲しみをもつ人同士で自分の感情を表現し合い、表現された感情を否定せずに、喪失を徐々に受け入れられるようにします。

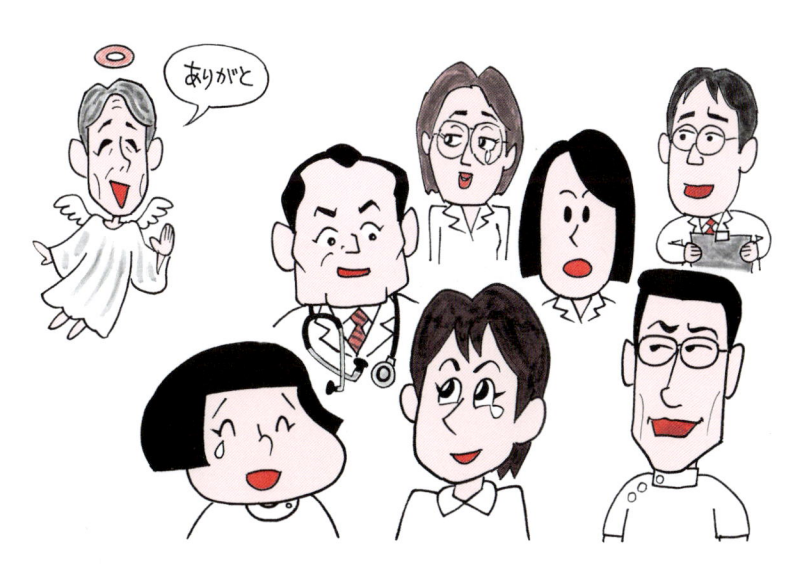

悲しい思いは仲間と分け合おう

第2章

Ⅳ 在宅・施設で

1　初めて訪問するとき

Q25 患者さんの自宅を訪問するときに注意することは？
これまでメインテナンスで通ってくださっていた患者さんが、来院することが難しくなり、患者さんのお宅を訪問することになりました。治療内容には問題がないのですが、訪問する際に何を注意すればいいですか？

A25 患者さんの私的空間にお邪魔するという意識をもって伺います。
患者さんのご自宅は、その家族の方を含めた全員の生活空間ですから、そのことを踏まえて訪問します。

おちか女史：社会人としてのマナーに加えて、**歯科衛生士の倫理綱領**を強く意識して臨むということだわね。

なおみ先輩：国際歯科衛生士連盟の倫理綱領が、歯科衛生士会のホームページに掲載されています。倫理綱領を意識することが、患者さんと同居されているご家族への配慮を忘れずに、歯科衛生士としてできること、期待されていることにきっちり応えることになりますね。

おちか女史：要介護・寝たきりの原因は脳血管障害が多いけれども、その背景に高血圧、糖尿病、不整脈などがあり、これらの疾患や服薬などにより問題が生じることがあるわね。

なおみ先輩：診療室で今まで診てきた患者さんならば、治療については求められていること、期待されることが十分にわかっていると思います。ですが、患者さんの体調の変化やその疾患などについては、理解する必要がありますし、歯科医師のみならず、医師や看護師など多職種との連携が必要に

なります。

おちか女史：「マナーは、相手に対する思いやりの気持ちが表れたものである」と新渡戸稲造が『武士道』の中で述べているように、患者さんや患者さんの家族への思いやりをもって、専門家として活動すればよいと頭に置いて、ご自宅に伺うときにどう行動するかを考えればいいわね。

なおみ先輩：具体的には、靴を脱いで上がるのだから靴下は清潔できれいなものにしないといけません。また、患者さんを診る目的でご自宅に伺うことを肝に銘じます。専門的な視点で生活の様子を観察することはしますが、興味本位で家の中をきょろきょろ見回すような態度は慎みます。

おちか女史：患者さんのご自宅へ行くまで、あるいは帰り道でも気をつけることがあるわね。マンションであれば、エレベーターに乗るでしょう。エレベーターは狭い公共のスペースだから、乗り合わせた人が互いに気持ちよくその場にいられるような配慮が必要だわね。

なおみ先輩：チームメンバーなどと一緒に乗っている場合は、患者さんのことを話すことは絶対にいけません。私たち歯科衛生士には、「守秘義務」がありますから、私語を慎みましょう。また病院内では、乗り降りは患者さん優先ですが、マンションなどでは、降りる人優先が原則です。

おちか女史：そうしたマナーを守ることが、歯科衛生士が診療室の外で活躍の場を広げるための第一歩ね。

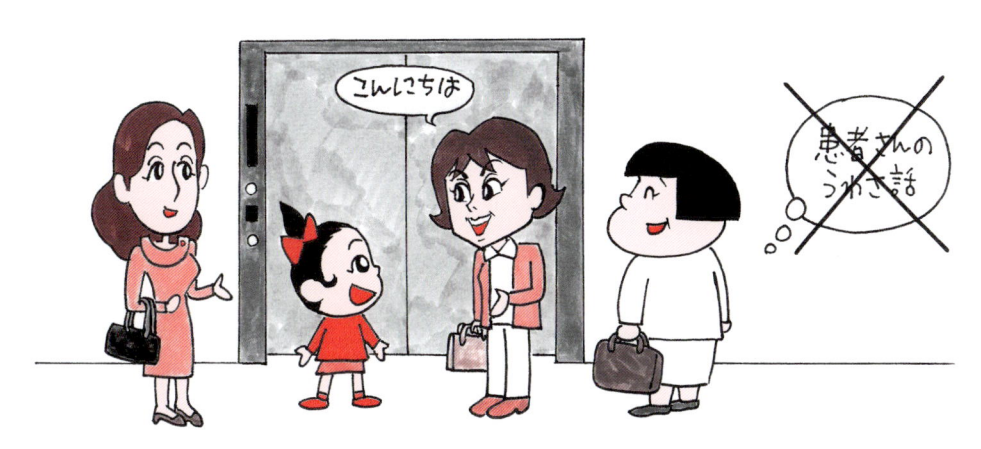

歯科衛生士の倫理綱領を守る

2 胃瘻の患者さんに対して

Q26 胃瘻になってしまった患者さんに、歯科衛生士は何ができる？
嚥下障害があり誤嚥性肺炎を起こすことがあって、胃瘻を勧められた患者さんのご家族から口腔ケアを依頼されたのですが、何ができるでしょうか？

A26 生涯にわたり患者さんの口腔健康支援を行うことが、地域歯科医療に携わる歯科衛生士の役目です。
胃瘻は、日本では比較的選択されやすい処置といわれています。胃瘻にしても誤嚥性肺炎は起こり得ますし、口腔ケアや嚥下機能訓練など、歯科衛生士の関わりは必要です。

おちか女史：胃瘻をつくるための手術を PEG（ペグ＝Percutaneous Endoscopic Gastrostomy：経皮内視鏡的胃瘻造設術）というわね。経口摂取できない方や嚥下障害がある方に、直接胃に栄養を入れるという方法だったわね。

なおみ先輩：嚥下障害がある患者さんの食事介助には時間と労力を要しますが、胃瘻にすれば栄養状態の管理が楽になることや、局所麻酔と胃カメラを使って比較的容易にできる処置のため、日本では選択されやすい処置といわれています。

おちか女史：ほかの栄養管理法と比べて、どんな特徴があるのかしら。

なおみ先輩：胃瘻は、長期栄養管理法の一つですが、鼻からのチューブなどに比べると患者さんの苦痛や介護者の負担が少なく、喉にチューブがないため、お口から食べるリハビリや言語訓練が行いやすいというメリットがあります。

おちか女史：胃瘻にすると、もう口から食べられなくなるんじゃないかと、ご心配なさる患者さんもいらっしゃるわね。

なおみ先輩：そうですね、摂食嚥下障害がつづくと、胃瘻をやめることが難しくなりますが、機能低下によって口から栄養が十分に摂れない場合に栄養補給

を確保するためのものなので、機能訓練などで機能が回復し、口から十分な栄養が摂れるようになれば、胃瘻を閉じることができるんですよ。

おちか女史：食べるというのは、生きるということだし、食べられるということは喜びでもあるわね。胃瘻にしても、口から食べられるのであれば、少しでも食べたいと思われる患者さんはいらっしゃるでしょうね。

なおみ先輩：はい、そうです。機能を回復させてまた口から食べることを再開できるよう、嚥下機能訓練や口腔ケアなど、歯科衛生士が患者さんにできることはたくさんあります。

おちか女史：歯科衛生士の勉強をして患者さんの力になりたいと思ったとき、疾患予防や疾患を治すことをまず考えるけど、実は患者さんにとっては疾患になったことが問題というよりも、今までのように生活できるかどうかが大きな問題なのね。

なおみ先輩：疾患をなくすことが目的ではなく、食べられるようになる、生活できるようになることが目的になりますね。

おちか女史：食べることや話すことなど、口の問題は生活するうえでとても重要だから、それらの問題を一緒になって解決してくれる歯科衛生士には、最後までちゃんと関わってほしいわ。

なおみ先輩：「食べたい」、「話をしたい」というのは、「生きたい」ということですから、**その機能の回復や向上に関わるということは、まさに患者さんの生きる力を支えることになります。**

歯科保健指導や専門的口腔ケアができ、摂食嚥下訓練に携われる歯科衛生士は、そのことをしっかり認識して患者さんの生きる力を支援してほしいですね。

3 コミュニケーションが困難な患者さんに対して

Q27 言語コミュニケーションが困難になってきた患者さんとの接し方は？

これまでメインテナンスで通われていた患者さんが、在宅療養されるようになりました。食道がんで余命半年といわれていて、絶飲食（IVH）、床上安静の状態。ご家族から「あなたが来るのを楽しみにしています」と言われたのですが、声がうまく出せなくなったとのことなので、どうすればいいのか不安です。

A27 意識清明であれば、お話できなくてもコミュニケーションは可能です。

コミュニケーションは、人と人が対峙すれば言葉がなくても生まれます。まして意識がある方であれば、こちらの声かけや行動をわかっていらっしゃいます。伝達の仕方を工夫することによって、相手の意思を知ることも可能です。

おちか女史：余命半年の患者さんが歯科衛生士が訪問するのを楽しみにしている、というのは、これまでの歯科診療室での人間関係ができていたからでしょうし、歯科衛生士としてのスキルも認められているのでしょうね。

なおみ先輩：そんなことを言っていただいたら、嬉しいですね。歯科衛生士冥利につきます。

おちか女史：日々の関わりの積み重ねが思い出もつくるから、その患者さんと歯科衛生士の間にはたくさんの思い出があるでしょうね。

なおみ先輩：最初の出会いから、治療期間、メインテナンス期間と長く継続して通院してくださった患者さんとは、治療についてだけではなく、プライベートな出来事についても知っていることが多いです。

おちか女史：それぞれお互いが人となりを知っているわけだから、たとえ言葉が聞きにくくなっていても、伝わってくるものはたくさんあるわね。

なおみ先輩：意識清明であれば、こちらの声かけはもちろん伝わっていますし、患者さんの方も非言語のメッセージを送ってくれます。非言語メッセージは多くの情報を含んでいますし、聞き取りにくい言葉でも関係性ができている方の言葉は割と聞き取ることができます。

おちか女史：筆談やコミュニケーションボードを使うこともできるわね。コミュニケーションボードは、絵記号や文字で、患者さんが言いたいことを伝えられるように工夫されたもので、販売もされているし、自治体のホームページからダウンロードできたりもするわ。

なおみ先輩：元気だったころの自分をよく知っている人が家族以外にもいて、訪ねてきてくれるというのは、嬉しいことですよね。

おちか女史：そうね。長い付き合いだからこそできる支援というのもあるのではないかしら。

なおみ先輩：患者さんの状態や状況は、変わるものです。ある時点で、同じ疾患名、同じような状況でも、これまでの生きてきた軌跡やこれからの道のりは人それぞれですし、患者さんが感じていること、考えていることも千差万別です。その時々によく患者さんを見て、聴いて、感じることが大切なのだと思います。

> **おちかさんのチョットイイ話**
>
> ## ヘレンケラーの指文字と福島教授の指点字
>
> 　『奇跡の人』の舞台や映画にもなったヘレンケラー女史は、盲聾唖の障害を克服してさまざまな社会活動を行った人として知られているわね。彼女のコミュニケーションの手段は触覚。流れる水に手を触れ、その手に書かれた「water」の**指文字**で、はじめて「水」を知ったというお話は有名ね。
>
> 　東京大学教授の福島智さんは、盲ろう者として世界ではじめて常勤の大学教員となった方なの。福島教授は、お母さんが考案した**指点字**（読み手の指を点字タイプライターのキーに見立てて点字を打つもの）を使って対話をするのよ。盲ろうの方にとっては、触覚チャンネルがコミュニケーションで最も重要なチャンネルになるのね。
>
> 　その福島教授の研究によると、テレビニュースの1分間のデータのバイト数の試算では、画像データは文字データの5万倍、音声データは2千倍の情報量を伝えていたそうよ（東大先端研HPより）。コミュニケーションでボディーランゲージや声が重要なことが、ここでもわかるわね。

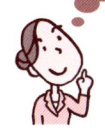

第2章

4 認知症の患者さんに対して

Q28 認知症の患者さんへのアプローチは？

介護予防の教室で、ご高齢の患者さんにセルフケアの仕方を教えました。指導後、「すごく素晴らしいことを教わりました。こんなことは初めて聞きました。本当にありがとう！」と感動されました。でも2回目の指導で全く同じことを教えたら、また「こんなことは初めて聞きました。本当にありがとう！」と言われ、認知症の始まりということに気づきました。認知症の患者さんにはどう対応したらいいのでしょう？

A28 患者本人が経験していることは否定せず、それが患者本人にとって現実であることとして認めることです。

初期の段階では、認知症になっているかも……とご本人も不安がっています。「今、ここで起こっていること」に注目して、関わるようにします。

なおみ先輩：認知症有病者数は65歳以上の高齢者の15％、約439万人で、認知症予備軍＝MCI（Mild Cognitive Impairment：軽度認知障害）は、65歳以上の高齢者の13％で、約380万人と推計されています（平成22年、厚生労働省）。

東京都福祉保健局高齢社会対策部認知症高齢者自立度分布調査（平成20年8月）によると、認知症高齢者の66.3％が居宅で生活しています。このため、歯科診療所に勤務する歯科衛生士が認知症の患者さんに関わる機会は決して少なくないですし、これからもっと増えていくでしょうね。

おちか女史：認知症では、ものを忘れてしまう**認知機能障害**、**行動と心理学的障害**、**生活障害**の3つがあって、これらの障害から対応が困難と考えられがちね。予備軍から発症、発症してから進行していくとさらに対応に配慮が必要になるからね。

なおみ先輩：進行していくのが厄介ですよね。進行するといえば、咀嚼機能が維持されていない方は、食べられる食品が限られるため栄養素の摂取不足があったり、咀嚼不足により脳への刺激が減って、認知症の発症リスクが上昇している可能性がいわれています。

認知症になると、そうでない人に比べて、咬合状況の低下が2.5倍、咀嚼能力の低下が5.8倍、嚥下機能の低下が2.6倍、口腔清掃自立度の低下が50.4倍、義歯の使用困難が4.6倍、食事自立困難が11.8倍のリスクがあるとされています（平成21年厚生労働省老人保健推進事業認知症患者における口腔ケアなどの課題に関する調査研究報告書）。このため、できるだけ初期の段階で関わることが重要です。

おちか女史：認知症になる前、初期の段階から、歯科衛生士が関われるといいわね。認知症がすすんでも、その患者さんが経験している「今ここ」を大事にして関わることがとても大切といわれているわね。そして、そうした関わりを行うためには、歯科衛生士の理解的態度がより必要とされるわね。

なおみ先輩：はい、周りからは理解できない問題行動と思われることでも、ご本人にとっては意味のある行動なのです。そうした患者さんの「今」の世界観を理解し、まずはその主張を受け入れることが大切だとされています。

おちか女史：そうすれば、患者さんとの信頼関係もでき、コミュニケーションもスムーズになるわね。

なおみ先輩：また、**FAST**＊（Functional Assessment Staging）では、セルフケアの不足は軽度の認知機能低下でみられます（＊ミニレク p.96）。この段階では、認知症の診断がされていないケースが多いため、口腔清掃の低下を契機に認知症と診断される可能性があるとされています。かかりつけ歯科衛生士として、継続してその患者さんに関わっているからこそ、患者さんのわずかな変化に気づくことができます。

おちか女史：それから、忘れてはならないのは、患者さんを介護されているご家族への配慮ね。

なおみ先輩：そうですね。自分たちのことをだんだんに忘れていく患者さんを毎日介護するという、大きな精神的・身体的負担を抱えているご家族を思いやることを忘れてはなりませんね。

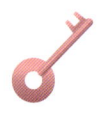

ミニレクチャー

FAST（Functional Assessment Staging）

　FASTとは、アルツハイマー型認知症の進行の度合いを、日常生活がどのくらい障害されているかという観点から評価したスケールです。認知機能異常なしのステージ1から、非常に高度の認知機能低下であるステージ7までに分類されています。

　ステージ3（境界領域）では、軽度の認知機能低下の状態で、ふだんと違う状況で物事がうまく達成できなくなります。たとえば、旅先で電車の乗継が困難になったり、宿泊先のホテルで部屋番号を思い出せなくなって帰れなくなったりするような状態です。

　FASTに対応させて、口腔のセルフケアや口腔機能の変化とその対応が示されています。ステージ1および2では、セルフケアおよび口腔機能は正常とされていますが、ステージ3になると、口腔機能は正常ですが、従来のブラッシング法は保持されるものの口腔清掃にムラが生じ、新たな方法を受け入れることが困難になってくるとされています。

　（平野浩彦，本間　昭監修：実践！認知症を支える口腔のケア，東京都高齢者研究福祉振興財団，2009.）

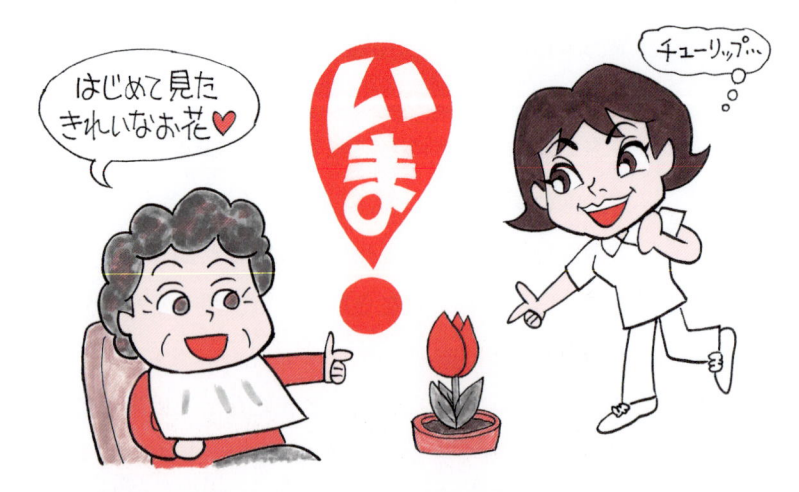

認知症の患者さんの「今、ココで」の思いを共に味わって！

V スタッフ間の コミュニケーション

1 院長・先輩などの目上の方に対して

Q29 新人なのにあまり指導してもらえないような気がするときは？
先生や先輩があまり指導してくれません。何でも教えてもらえれば、技術や知識もどんどん増えるし、歯科衛生士としてよい仕事ができるようになるのに……。

A29 **プロフェッショナルは生涯学習が義務です。自分から積極的に、学びたいことを明確にしましょう。**
教えてくれるのを待っているだけではいけません。自分にできないことについて相談をしたり、具体的に教えてもらいたい技術や知識について積極的に尋ねてみましょう。

おちか女史：自分が若いと、周りの人がみんな何でもよくできるように見えて、焦るかもね。

なおみ先輩：若ければ教えてもらえて当たり前と思うことも。

おちか女史：そう、受身なのね。でも、プロフェッショナルは、生涯をかけて勉強し続けることが義務とされているの。だから自分から教わろうとする姿勢にならないとね。院長や先輩に時間をさいてもらい、「教えて欲しい自分なのですが」と言葉にして自分から伝えることが大事ね。

なおみ先輩：社会人になる、大人になるということは、自分が動き始めないと何も始まらないと知ることですよね。そのうえで、もっと成長するには、自分の弱いところを見つけて、それに目をつぶらずにしっかり受け止める。でも、それがむずかしい。まさに、患者さんの問題発見のプロセスと同じですね。

おちか女史：そう、それと自分は一人前のつもりでもいるし、誰かに教わりたいと思っている自分を認めるのもむずかしいわ。楽ではないもの。でも、誰かにスプーンで食べ物をもらっているうちは、赤ちゃんね。

なおみ先輩：学生時代は、クラスに出ていればすべて教えてくれますものね。でも実際は、できる学生ほど教えて欲しいといろいろ質問してきますね。

おちか女史：人に教わるということは時と場所を選ぶ必要はあるけれど、恥ずかしいことでも、人に迷惑のかかることでもないのよね。「人は一人では生きていけない」という言葉には、「人は迷惑をかけ合ってこそ生きられる」という意味が含まれているの。教わってありがたいと思ったら、その恩返しは、自分が後輩にしてあげればいいのよね。

なおみ先輩：まさに、「人間関係のなかでこそ人間は成長する」という言葉を思い出しますね。

おちか女史：そう、人間は人との関係のなかでこそ、自分を磨けるの。人の力を借りなければ成長できないの。借りなきゃ損、損、ね。

なおみ先輩：そして、人間の成長って、まず**自己発見**＝自分の問題の発見から始まるのですね。

おちか女史：そう、そう。そのあと、**自己受容**（問題の受け止め）、**自己選択**（自分で方法を探す、選ぶ）、そして**自己決断**（自分で決める）、最後は**自己責任**（その結果の責任を取ることを知っている）、という成長の過程を進むの。**「自己実現」**（自分らしい自分になる）のプロセスを歩むということなの。

なおみ先輩：院長や先輩を信頼して、「素直に教えてもらえる自分になること」こそ、成長でもありますね。

2 同僚に対して

Q30 気の合わない同僚でも、無理に話を合わせるべき？
多くのスタッフがいるわけではないので、同じ時期に就職した歯科衛生士とは、とくに気をつかって仲良くしなければと思うけれど、休み時間に話す話が馬鹿らしくていやになってしまいます。

A30 「つかず離れず」の工夫をし、気が合わなくても仕方がないと自分を許すことです。
職場の仲間は友人ではなく、仕事上の仲間です。「つかず離れず」という工夫と、自分のその人に対する感情を意識して心の中で言語化し、気が合わなくとも仕方がないと自分を許すことです。

なおみ先輩：無理してでも話を合わせて、何を求めるかですね。

おちか女史：そうね、誰からもよく思われたいとか、いざこざを起こすと面倒くさいので余分なストレスを避けたいとか、かしらね。

なおみ先輩：誰からもよく思われたいなんて、それ自体、無理なことですよね。本人だって、その同僚をよく思わないのですものね。

おちか女史：そうね。自分の好みをなくすなんて絶対できないもの。それこそ、「自分らしさ」なのですものね。世間には「八方美人」といわれる誰にでもいい顔をする風を装う人がいるけれど、ほめ言葉ではないわ。結局、信頼できない人という風に見られているのね。

なおみ先輩：ほんと、そうですね。結局、「振る舞い」が大事ですね。となると、現実にはつかず離れずに関わることが必要ですかね。あまり無理して興味があるように話をしたり、聞いたりするのではなく、聞くには聞くけれど、っていう感じで。「今、このとき」を無難にやり過ごすということですね。でもいつか、機会が熟したら、自分はそういう話はあまり好きではないということを、丁寧に時間をかけて伝えられるといいんですけれど。

おちか女史：そうね。でもそうはいっても、社会人として大人になるということは、感情をぶつけ合わないことだという風に思われているから、あなたの話はいやだと言って、未熟だと思われるのも困るということでしょう。だから、無理をしてでも話を合わせて、自分は「大人」なんだと思われたいということでしょうね。

なおみ先輩：気の合わない同僚には、無意識に感情が波立ってしまうんですよね。ほかの人がやれば許せることが、その人がやると許せないという風にね。

おちか女史：そこがポイントよ。他人と過去は変えられないっていうでしょ。だったら、「今」と「自分」を変えようっていうのはどう？　本当の大人になるの。

なおみ先輩：というと？

おちか女史：「今」については、さっきのあなたの「つかず離れず対応」法。

なおみ先輩：もう一つは？

おちか女史：「自分を変える」というのは、自分の中で起こってくるその人に対する感情を、心の中で言葉に表現するの。「私、イライラしている」とか、「怒っている」とか、「淋しいなあ」とかね。自分の中で起こっている感情を言葉にするということは、距離をとって自分を客観的に眺められるってことなの。そうしておいて、そんな自分を許してあげる。それこそが、大人としての成長なの。

なおみ先輩：なるほど、すると、否定的な感情におぼれていた自分が少し落ち着けるから、そんな自分に「しょうがないなあ、気にするなよ」と言い聞かせられるってわけですね。自分を変えるって、そういうことなんですね。

おちか女史：何回かやってみるうちに、結構できるようになるものよ。

V　スタッフ間の コミュニケーション

3　多職種と連携をとる

Q31 栄養サポートチーム（NST）のカンファレンスに積極的に参加するコツは？

病棟の医師、看護師、歯科医師、管理栄養士、言語療法士らとの栄養支援チームのカンファレンスが行われるのですが、積極的に参加するコツはありますか？

A31 互いの専門用語をわかりやすい言葉に置き換えて、チーム全員が理解できるコミュニケーションを心がけます。

多職種の役割と専門用語の相互理解とともに、互いが理解しあえるコミュニケーションを心がけることが鍵です。可能ならば患者さんや家族にメンバーに入ってもらうことも。

おちか女史：多職種同士の話し合いは、言葉のちがう外国人の集まりで話し合う場面と同じ、と思っていいくらいね。

なおみ先輩：お互いの専門用語がそれぞれの国の言葉だということですね。

おちか女史：その通り。自分が話したいことを、他の国の人が聴いてもわかるようにするには、どうしたらいいかしらね？

なおみ先輩：今の世界の様子だと、英語で話すのが一番手っ取り早いですよね。

おちか女史：そうね。ロシア語を急に話せるようになるのは不可能にちかいですものね。でも、英語なら、一度は学校で学んでいる人たちが多いからね。きちんと言いたいことがありさえすれば——ここが大事よ——自分の意見があれば、たどたどしくても理解してもらえるわね。

なおみ先輩：歯科衛生士として、専門家として、きちんとした分析ができて意見がもてる自分でないと、いくら英語が上手でも意味はないということなんですね。ふだんからの努力が大切ですね。でも、日本の病院でのカンファレンスは英語では話しませんよね。

おちか女史：そう、日本の病院で専門の異なる人たちが使う専門用語が各国の言葉と考えれば、共通の言葉に相当する英語の役割を果たすのは、一般の、素

人の人が話す言葉にあたるのよ。

なおみ先輩：カンファレンスに皆が積極的に参加できる秘訣は、専門用語を普通の人が聞いてわかる言葉に置きかえて互いに話すことなのですね。

おちか女史：そう、でも、もっと大事なことは、他の人が話してくれた言葉を互いがよく聴いて、理解できた内容を相手にきちんと確かめて、相手からOKをもらってからこちらの考えなどを伝えることなのよ。

なおみ先輩：それって、ふだんのコミュニケーションでもとても大切なことですよね。基本ですね。

おちか女史：そのとおりだわ。

なおみ先輩：栄養支援チームでは、歯科衛生士の役割は大きいのに、まだ、歯科衛生士の仕事内容が十分に理解されているとはいえない場合もあるんです。と同時に、歯科衛生士のほうも、他の職種の活動内容をよく知っているともいえない場合もありますし。

おちか女史：多職種の関わり合いの基本は、互いの役割をあらかじめよく理解しておくこと。それには、ふだんから好奇心を大いにもつようにすること。そうそう、患者さんもその仲間に入ってもらって当たり前と思っておくことが大事よ。

なおみ先輩：互いの専門用語の共通理解を進めるために、できるだけ誰にでもわかる言葉にすることって、ふだんの歯科診療を受ける患者さんにも役立ちますよね。歯を歯牙といったり、歯茎を歯肉といったり、そんな簡単な言葉でも、患者さんはどぎまぎしてしまいますものね。

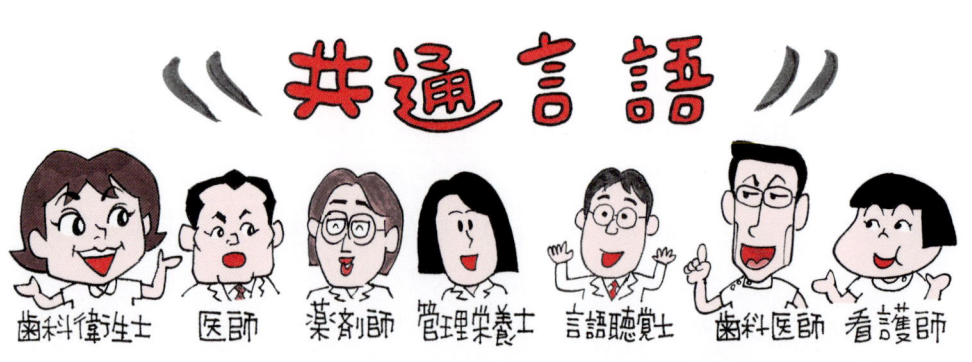

《共通言語》

歯科衛生士　医師　薬剤師　管理栄養士　言語聴覚士　歯科医師　看護師

チームカンファレンスは全員が理解できる「共通言語」で

第3章

プロフェッショナルとしての歯科衛生士

―歯科医療現場でのコミュニケーションのコツ―

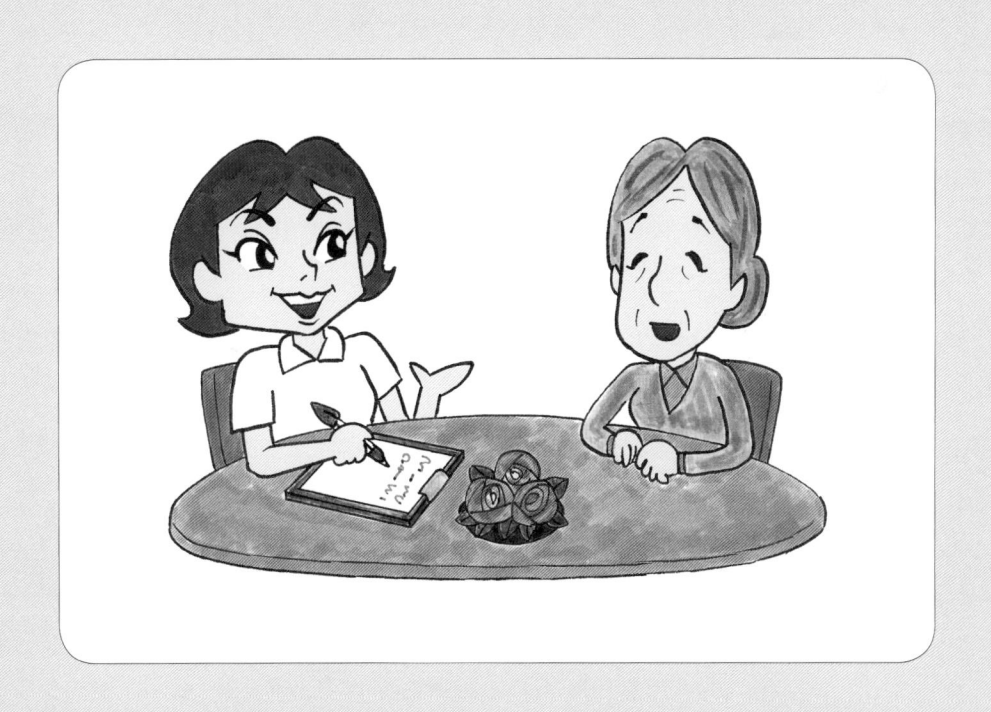

この章で学べること

　ここでは、次のような事柄について学びます。
1. プロフェッショナルとは
    - 高度な専門的知識・技能をもち「人々の健康と幸福」をその使命とする。
    - 生涯を通して学習する義務を負っている。
2. クライエントとは
    - 問題を抱える主人公としてプロフェッショナルに支援を求める存在。
    - プロフェッショナルと契約をしてクライエントとなる。
3. プロフェッショナルのコミュニケーション
    - クライエントが自分の問題を明確に発見、受容できること。
    - 専門家としてプロフェッショナルがクライエントの問題を把握できること。
    - クライエントが問題解決をきっかけに成長していくことができること。
4. プロフェッショナルは何を話すか、何を聴くか、その態度
    - 自分の態度を分析してみる。
    - 情報の取り方と整理の仕方 〈患者評価グリッド〉
    - 話す距離
5. メディカルインタビューとは
    - 問診とは医療の専門家が主人公として、主に疾病の情報を集める方法である。
    - メディカルインタビューが大切にするものは、今、ここにいる患者が主人公として話してくれる病気にまつわる語りである。

この章では、患者さんに適切な支援ができるコミュニケーションのコツについて述べる。その前提として、人間は一人ひとり違うし、機嫌がよいときも悪いときもあり、本当に人間はつかまえどころがないもの、でも、その人は自分の人生の主人公として生きていくものと、心に留めておいて欲しい。コミュニケーションのコツは原則でしかないので、目の前の主人公である患者さんからOKをいただけることが一番大切なことなのだ。

　このコツを活かすには、あなたたちがその患者さんにどれほど「肯定的（積極的）な関心*を寄せられるか」、どれほど「患者さんの地域・生活・文化を理解しているか」、さらに、どれほど「患者さんの様子を丁寧に観察できるか」が必要になる（*ミニレク p.127）。

　そこでまず、歯科衛生士自身の役割と、その対象となる患者さんとどう関わるかを明確にするため、「プロフェッショナル」と「クライエント」について、説明しよう。

1　プロフェッショナルとは

　長い人生では人は苦しんだり、迷ったりすることも多い。その苦しみや迷いが大きく、自分一人では解決できないときなど、皆さんならどうする？　病気ならば、病院へ行く？　人とのあらそいごとであれば、弁護士のところや裁判所へ？　そして大切な人を失ったときなどは、お寺や教会を訪れ、喪失感や悩みを打ち明け、聴いてもらいたいと思うかもしれない。

　このような医師・歯科医師などの医療者、弁護士・裁判官などの法律家、そして牧師・僧侶などの聖職者たちは、専門的な知識や技術を身につけているうえに、まずはこちらの話を丁寧に聴いてくれるから、私たちは困ったときに支援を求めていく。

　私たちは、悩む人を支援してくれるこうした職業人を「**プロフェッショナル（高度専門職業人）**」と呼び、尊敬し頼ってきた。特に、上の3種類の職業は、西洋ではLearned profession（学識のあるプロフェッション：プロフェッショナルは個人、プロフェッションはその職業全体をさす）とされ、それぞれ専門の大学で科学的な教育・訓練が行われてきた。

　プロフェッショナルは、その時代の人々が一人ひとり生活の困難を克服し、新しい人生を生き抜いていけるような支援をするから、その時代の最高の知識と技術をもっていなければならない。でも最新の知識や技術があっても、本人に代わって問題解決をするわけにはいかない。支援する相手は他人であり、その人にはなれないプロフェッショナルは、意識してコミュニケーションをとらなければならない。その人が言いたいことを丁寧に理解し、言葉で伝え直すことを繰り返すことで、その人自身でさえあいまいな問題を、ハッキリさせてもらうことが大切

第3章

だ。あなたたち歯科衛生士は、こうした「**プロフェッショナル**」である。

テレビ番組に「プロフェッショナル：仕事の流儀」というのがある。さまざまな分野で活躍中の一流のプロの「仕事」を、徹底的に掘り下げるドキュメンタリー番組だ。登場人物は、スポーツ選手、外科医、義装具士、料理人、洋菓子職人、企業経営者、棋士など、斬新な試みに挑戦し、新しい時代を切り開こうと格闘中の挑戦者たち。修羅場をくぐりぬけ、自分の仕事と生き方に固執した「流儀」をもっている仕事人たち。キーワードは、「挑戦」、「格闘中」、「時代の最前線」、「成功」、「仕事の現場」。しかし、今ここで述べるプロフェッショナルには、別の意味のキーワードが必要だ。プロフェッショナルの条件を下に記す。

① その領域において、その時代の最高の知識と科学的な裏づけのある技術を大学などの高等教育機関で学び、身につけていること。単に気のいい、頑張り屋さんの素人ではないこと。

② その能力をいつでも質の高いものにしておくために、卒業後も、生涯を通して自ら学習し続ける「義務」があること。

③ 苦しみや問題を抱える「人」たちから信頼され、適切で良質な人間関係を作らなければならないこと。

④ 専門家として、さらには一人の人間、隣人として支援できるように努めること。

⑤ 人々の私的な情報に触れることも多いため、職業人としての「倫理綱領」を整え、それに沿って診療や活動にあたる義務があること。それは、患者を守るためでもあり、またあなたたち自身を守るためにも必要である。

⑥ プロフェッショナルの仕事の目的は、自分の財産を増やし金持ちになることではなく、第一に、「人々の健康と幸福」を実現するという「公の使命」があること。他の人の幸福と健康を考え続けるためには、自分自身も時間や心に余裕をもたなければならないから、経済的な余裕も必要だが、金儲けが第一の使命ではないことを忘れてはならない。

これらの条件から、大切なキーワードがみつかる。プロフェッショナルは、専門的な知識や技術をもち、多くの人々に、一人の人間として自分らしい健康と幸福を実現できるように支援するということから、「人間理解」がもっとも重要なキーワードになるだろう。

2 クライエントとは

　広告業界ではコマーシャルフィルムなどの作成を依頼してくる会社を「クライアント」と呼ぶ。「今度のクライアントはね、あまり制作費を出してくれないから、現地でのロケは難しいよね」などだ。この「Client（依頼者）」という単語を、心理療法や社会福祉分野で使う場合は、「クライエント」と表記する。

　心理療法において、「クライエント」という言葉を広めたのは、カウンセリングを科学的に研究対象としたカール・ロジャーズ（Carl Rogers　1902-1987）だ。彼は、カウンセリングの対象者は、治療現場で医師から一方的に指示され治してもらう「患者」ではなく、主人公として自分らしく生きていく一人の人間である、との考え方から、「非指示的カウンセリング」を経て、「来談者（クライエント）中心カウンセリング」、そして全人的援助を強調する「人間中心アプローチ（パーソン・センタード・アプローチ）」を提唱するにいたった。

　実は「クライエント」という言葉は、今から約100年も前の1917年に、福祉の祖といわれるメアリー・リッチモンド（Mary Richmond　1861-1928）が、その著書『社会診断』で初めて福祉活動の対象者をさす呼び名として提案し、用いはじめている。

　それまでの福祉事業は「貧乏人 The Poor」に対する「施し Charity」だった。彼女は、そういう対象者も「人格」をもつ一人の人間であって、人生の主人公として、自分で自分の人生を幸福で健康なものにしていく力がある、その力をもっと育てる福祉にしなければと考えた。食料や宿泊場所の提供だけでなく、生きる力を高めるような「職業教育」も必要で、なによりも施しの受身になりやすい「貧乏人」という呼び名は悪い。もっと対象者が主人公であることを強調できる呼び名はないか？　そんなとき「クライエント」という言葉に出会ったのだ。

　「クライエント」とは、裁判を起こすために金を払って弁護士を雇う「訴訟依頼人」という意味もある。福祉の対象者も、自分の幸福のために専門家を雇うという点では同じと、リッチモンドは福祉事業の対象者に、この呼び名を用いることを提案した。たとえ金が払えなくとも、自分が幸福になるために必要な福祉の専門家を「自分から雇う人」という意味をもたせたくて「クライエント」を選んだところに意味がある。

　問題を抱えるクライエントから、支援の依頼を受け、契約を結ぶ。そのときからプロフェッショナルとクライエントは、その後の支援の結果に双方が責任をもつ専門的な関係になるのだ。

　だから、ここでのクライエントは、先のビジネス現場のように費用が一番重要な問題とはならない。クライエントが自分の健康と幸福のために覚悟を決めて、プロフェッショナルに依頼

第3章

してくる「**主体性・自主性**」がもっとも大切なキーワードになる。

以下にクライエントについてまとめる。

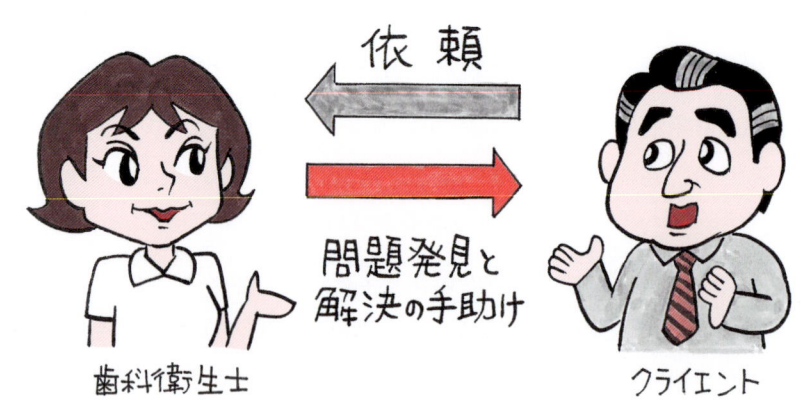

①クライエントは依頼人

クライエントとは、「いのちの主人公、からだの責任者」[1]として、自分からプロフェッショナルに、問題発見と解決への手助けを求める「依頼人」である (図8)。([1]大阪の「ささえあい医療人権センターCOML」のモットー。「いのちの主人公」「からだの責任者」という自覚をもって「賢い患者になりましょう」を合言葉に、患者と医療者の協働をめざし、患者塾、模擬患者の養成などの活動をするNPO法人 www.coml.gr.jp)

②クライエントが「従いっぱなし」ではダメ

クライエントが、はじめからプロフェッショナルの勧めに従いっぱなしだったり、「お任せ」を選びっぱなしでは、クライエントはその自主性を発揮できないだろう。診療や面接時のやり取りと、二人の関係をチェックする必要がある。

③クライエントも自分の問題（病）を解決する努力を

クライエントは自分の問題（病）を解決する努力をしなければならない。患者の役割と同じだ*。何から何まで、医療者が手取り足取り指導や処置をするのでは、クライエントという名前が泣く（*ミニレク p.128）。

④クライエントの「やる気」を引き出す

歯科衛生士は、クライエントが自分から問題を発見し、解決に向かっていく本人の「やる気（行動の変容に欠かせない基本だ）」を育てなければならない。

図8 クライエントは依頼人

3 プロフェッショナルのコミュニケーション

　診療や面接では、まず、クライエントに安心してもらうことが大切である。恐怖におののいていたり、慌てていたりしたら、自分の問題に目を向けることも、理性的に考えることも、問題を冷静に捉えることもできない。

　はじめは落ち着いているクライエントであっても、話しているうちに思っていた以上の事の重大さに気づくと、不安やショックなどが起こってくる。いつでも落ち着いてもらえる工夫が必要だ。落ち着いて話せるようになると、問題の形や意味が新しく見えてくることもある。これまで見えなかった「新しい自分」を見つけるきっかけになることもあるのだ*（*ミニレクp.130）。プロフェッショナルは、クライエントが安心できるように、次に述べるような点に配慮しつつ、話を進めていこう。

①プロフェッショナルは「私」を伝える

　クライエントに安心してもらうために、挨拶や自己紹介が役立つ。自己紹介とは、名前や職種（**外的事項**：自分についての客観的事柄）はもちろんだが、自分の心の中に起こっている相手に対する気持ちや「知情意」（**内的事項**：自分の心の働き）を伝えることも心がけよう。

　たとえば、「あなたをお手伝いできることがうれしいと思っている私」を言葉にして伝えると、クライエントは歯科衛生士が自分を大切に思ってくれていると感じ、暖かで意味のある自己紹介になる。

②プロフェッショナルから「信頼」を育くむ姿勢を

　こうした人間としての歯科衛生士のクライエントを大切に思う気持ちが伝わると、クライエントは歯科衛生士に対してより深い信頼感をもてる。その信頼が、クライエントに、自分でも自分を大切にしよう、やってみようと思わせ、やる気が起こるのだ。人は他の人から大切にされて初めて自分自身を大切に思えるようになる。これが**自己尊重 self-esteem**だ。

③挨拶も大事

　再来のクライエントにも、挨拶と共にその日の様子を聞くのが大事だ。ポイントは、「あなたのことを気にしています」という思いを伝えることなのだ。

④「確かめ」をしよう

　クライエントは人間だから毎日変わっていく。前回の診療時のクライエントと同じ、と決め付けてはいけない。理想をいえば、今回が初診であるかのような気持ちで、気を緩めず丁寧に話を聞くこと。一期一会という考え方だ。歯科衛生士が理解できた「今日の」クライエントの

第3章

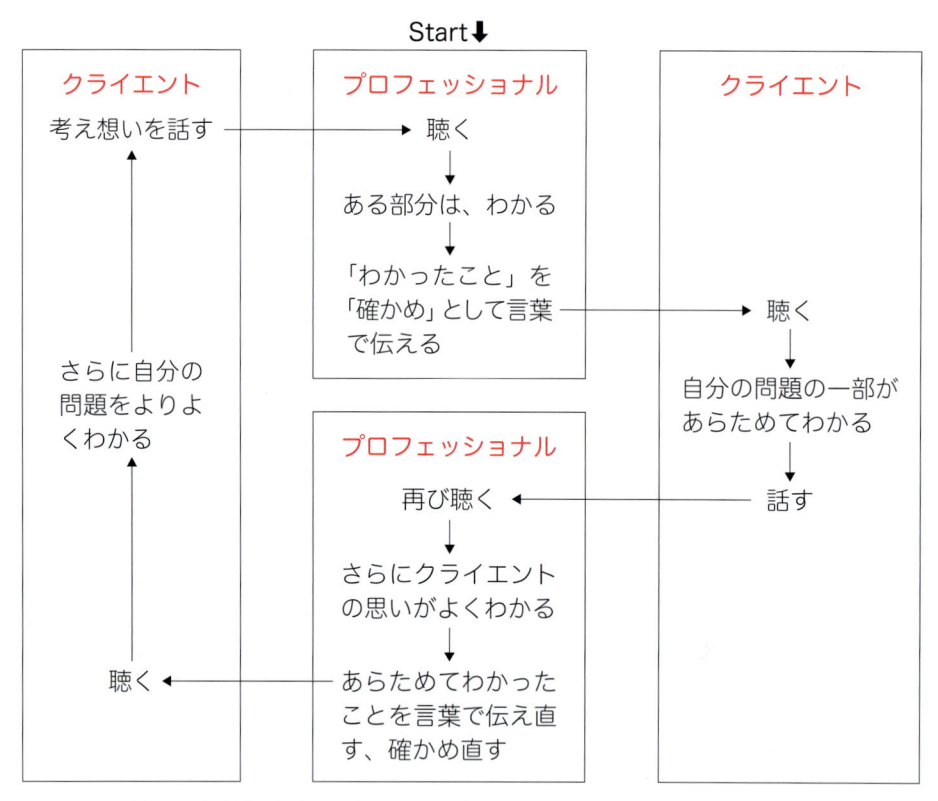

```
          Start↓
クライエント      プロフェッショナル        クライエント
考え想いを話す  →   聴く
                    ↓
                ある部分は、わかる
                    ↓
                「わかったこと」を
                「確かめ」として言葉  →  聴く
                で伝える                  ↓
                                      自分の問題の一部が
さらに自分の                           あらためてわかる
問題をよりよ                              ↓
くわかる         プロフェッショナル    話す
                再び聴く         ←
                    ↓
                さらにクライエント
                の思いがよくわかる
                    ↓
聴く         ←  あらためてわかった
                ことを言葉で伝え直
                す、確かめ直す
```

図9 歯科衛生士と話すことで自分の問題に気づくクライエント

　問題を、「今日の」クライエントとともに共有するために、クライエントの話を聴いて「自分なりにわかったと思えたこと」を言葉にして、クライエントに伝え直し（確かめ）てみよう。それに対して、クライエントから「はい、そうです」というOKが出たら、次に進もう。このことは、クライエントにとっても、自分の問題を明確にするために大いに役立つのだ。

　図9に歯科衛生士と話すことでクライエントが自分の問題に気づくまでの流れを示す。この図からもわかるように、クライエントは自分の問題をはじめから明確に理解して、的確な言葉でプロフェッショナルに伝えられるわけではない。プロフェッショナルも一度や二度、クライエントの話を聞いたからといって、問題をすべて理解しきれるわけでもない。それほど一人の人間が抱える問題は複雑なのだ。まして、時間とともにその人も問題も変化していく。

　しかし、プロフェッショナルが十分なコミュニケーション力をもっていれば、クライエントの悩み、希望、現在の状況や環境、可能性などを二人で「共有」でき、クライエントに安心感が生まれる。人間は安心できないと自分の問題を理性的に受け止めることも、解決方法を探すことも難しい。言いかえれば、クライエントが自分の問題を落ち着いて受け入れ、解決方法を

理性的に選択し、勇気をもって決断し、その結果の行動に責任をもって生きていけるように関わらなければ、クライエントを大切にした支援とはいえない。そのためのコミュニケーション能力、そのための「確かめ」なのだ。この「確かめ」こそ相手を受け止めるラブコールだ。

　効果的なコミュニケーションこそ、クライエントが主人公として行動を起こすように巻き込むきっかけをつくり、「やる気」を起こさせる唯一の方法だ。クライエントに考える隙を与えず、クライエントのやる気なしに問題解決をするなど、麻酔下での手術場面に限られるのだ。

　以下にクライエントへの対応についてまとめる。

①昨日でも明日でもなく、「今日」来院した理由を押さえよう

　クライエントが今日来てくれた理由（クライエントの問題でもある）をお互いに共有できているか、これも「確かめ」できちんと押さえよう。

②これからの予定を伝えよう

　処置や治療の内容と理由を、クライエントへのメッセージの言葉やチャンネル（p.14参照）を注意深く選びながら伝えよう。マスクをはずして（声がよく聞こえるように）、相手をしっかり見て（相手のちょっとしたジェスチャーも見落とさないため）、「これから、お口の中の様子を拝見します。歯科医師の診断後、必要に応じて治療法をお示しして、ご一緒に検討し、患者さんにとって一番適切な方法を選んでいただきますね」という風に。言葉にならなくとも、ジェスチャーにはさまざまなメッセージが含まれていることを忘れないこと。

③クライエントのすべてのチャンネルのメッセージを注意深く観察しよう

　クライエントの様子に気になる変化（気がかり事項）が観察できたら、必ず手を止めて、「気になることはありませんか？」「何かありませんか？」「いかがですか？」などの声かけをすること。重要なことは、ふっとした気づきを見落とさないこと。

④守秘義務を守る

　クライエントの個人情報は、問題解決のために収集した情報であり、当事者以外に漏らすことは許されない。この守秘義務の実践は、歯科衛生士への信頼をさらに強める。クライエント自身が医療者から本当に大切にされていると思えるからだ。診療室の中でも、壁に耳あり、障子に目あり、ゆめゆめ、ご油断召されるな！　待合室には声がよく通るのですぞ。ましてや、エレベーターや通勤途中で患者についての話なぞ、とんでもない。個人所有のコンピューターにも該当するデータは入れない、残さないこと。

4 プロフェッショナルは何を話すか、何を聴くか、その態度

　クライエントとのコミュニケーションを始めるポイントが理解できたところで、その後クライエントに「何を、どのように話すか」、そしてクライエントから「何を、どのように聞く（聴く）か」が次の課題だ。

　話される内容と、その内容をどのような態度で伝えていくかが重要である。内容によっては、コミュニケーションは情報のやり取りのみで終わることもある。しかし同じ内容でも、話されるときの態度によっては、互いの人間が深く理解しあい、互いの成長につながることもある。

　以下に、内容と態度について考えよう。

❖ 内容：何を話すか

　第1章では、コミュニケーションを、その働きから次の2つに整理した。専門的な知識や技術でクライエントの問題を解決しようと、専門家が「情報」収集をするコミュニケーションが doing-oriented communication（治療などの行為を重視するコミュニケーション）、そして、人間の成長のきっかけとなる人格的相互関係に欠かせない、「変化する私」を互いに理解しあうための being-oriented communication（人間の存在を重視するコミュニケーション）である。もちろん、どちらのコミュニケーションでも、量こそ違うけれども「情報の伝達」がされたり、「考え・感情・希望」などの〈知・情・意〉が共有されたりする。

　自分は「情報」を伝えているのか、あるいは「考え・感情・希望」を伝えようとしているのか、分けてみると、自分が話そうとしている内容をさらに明らかにできる。相手の話も同じように「情報」と「知情意」に分けると理解しやすいだろう。

　思うようなコミュニケーションをとるためには、自分がどのような言葉を使い、何を目標に、どのように伝えているかを知ることが必要だ。相手に伝える情報のほか、相手に伝える自分＝「私」についても、**外的事項**と**内的事項**があることを知っておくと便利だ。

1）外的事項

　「私」についての外側の事柄（客観的な事柄）のこと。これは、はじめて会ったまだ信頼していない人にも話しやすい表面的なもので、深い自分については伝わらない。

2）内的事項

「私」の中に起こっている心の働き、知情意をさす。広辞苑によると、「知」とは分別・判断・認識、「情」とはものごとに感じて起こる心の働き、「意」とは意志で、ある行動をとることを決意し、それを起こそうとし、続けようとする心の働きとされる。

わかりやすい言葉にすれば、知は考え・悩み、情は感情、意は希望と置き換えてよいだろう。こうした自分だけにしかわからない主観的な内容の「私」というものは、自分の弱点なども含め、自分を見つめなければ話せないし、信じられる相手でないと話そうとも思えない、信頼してはじめて話せる事柄だ。ただし、なんでもこうした「私」を相手に話せばよいというわけではなく、何のために相手に伝えるか、目的を考えた上で話すことが大切だ。相手への信頼、相手からの信頼があってはじめて話せる「私」である。

3）知情意を相手に伝える意味

「私」が話さないと相手にわかるはずのない「私」の内的事項を伝えると、相手は、自分を大切に思って心をひらいて話してくれたのだと思い、信頼を感じてくれるようになる。ただし、相手と関わりのない内的事項や秘密を話されても、信頼は生まれないだろう。自分に関わってくれている「私」という人間が見えないからだ。相手に対する思いや希望などが伝わって、初めて「私」という人間が伝わり、自分を尊重してくれる人だとわかって信頼が生まれ、クライエント自身にも、人から尊重されたという確信が生まれ、自己尊重の気持ちが育つ。これが問題解決の「やる気」のもとになる。

4）共感や同感、経験を話す意味について

人は、困っているときや悲しいとき、その不安や悲しみに対して批判も評価もせず、そのまま一緒に味わって理解しようとしてくれる誰かがいると、ほっとすることがある。不安や悲しみは私が勝手に感じている感情であっても、相手が、私を、その感情とともに大切にしようとしている、そういう気持ちが伝わると大いに安心できるのだ。私に目を向けて、大切にしてくれる人がそばにいるうれしさだ。いわゆる共感的な関わりは、自己尊重を育ててくれる。

また、何か仕事場でアイデアを思いついて、でもうまく実行できるかどうか心配なとき、仲間の誰かに「私も同じことを考えてるよ」と言ってもらえると、大いに励まされ、力がわいてくることも多い。こうした「同感」は、励まし、応援なのだ。

あるいは、夏までに体重を落とそうと思ったとき、友人が減量に成功したときの経験談を聞

かせてくれると心強い。スキルやコツが満載の実践話は減量に必要なお役立ち情報だ。しかし、クライエントに向かって伝えられる他人の経験話は、こうした情報提供ばかりでなく、実は説教や自慢話も多いので注意したい。

このように、自分の感情をともに味わってくれる「共感」、励ましとしての「同感」、そして、挑戦に役立つ情報満載の「経験話」は、それぞれとてもありがたいし、意味がある。ただし、共感・同感・経験話は、その意味と特徴をよくよく考え、相手にとって必要な内容を、必要なときに提供することが大切だ。特に、経験話は、一人ぼっちの時間をもてあます人間がだれかれかまわず相手をつかまえ、過去の自慢話をし続けるのとあまり違いがないことが多い、ということなのだ。

態度：どう話すか

1) 態度の3要素

態度という言葉は、日常生活の中でごく普通に使う言葉だ。「彼女の態度は立派だ」「あの態度はひどい」など。心理学では「態度」を、ものや人、考え方などの、対象への向かい合い方として、次の3つに整理している。

> a．「認知的な態度」：対象についての信念、考え、意見など
> b．「情緒的な態度」：対象に対して感じる感情、情動など
> c．「行動的な態度」：対象に関わる行動の傾向、仕方など

ある対象への思いがあって、感情が起こり、実際の行動となる。この3つがバラバラの方向を向いていると、不安やストレスが起こる。そのストレスを解消するよう、考えを変えたり、気分（感情）を変えようとしたり、行動を変えたりすることもある。

たとえば、むし歯のせいで前歯を失った20代の女性。a．早めの歯科受診をすべきという考えをもち、b．治療費を考えると起こってくる感情は憂鬱、c．行動は、値段の高いインプラント治療を受けた友人ばかりに相談している。どれも、抜けた歯をめぐっての彼女の態度だ。

面接においても話を聞くときの自分の態度を、上に述べたa．認知（相手や対象に対する意図・したかったこと）と、c．行動（相手や対象に実際にとった態度・したこと）が一致しているかをチェック（分析）してみると、自分のクセに気づき、面接力を高めることもできる。

2）態度分析

ロジャーズの弟子の**ポーター**（E. H. Porter）は、面接時の発言を、話を聞く態度として5つに分類している（E. H. Porter Jr.：Introduction to Therapeutic Counseling, Houghton-Mifflin, 1950）。この5分類を利用して、態度分析をしてみよう。まずはポーターの5分類を示す。

〈ポーターの5分類〉

①解釈的（教示的）態度

相手の話を聴いて、教えたり、指示したり、アドバイスをする。相手の話や問題をこちらが解釈したり、相手より優位な立場で分析する。その結果、相手はこちらの考え方や判断について考えることにもなる。

②評価的態度

相手の話を聴いて、自分の価値観・尺度で判断・評価をする。「正しい」「間違っている」「よい・悪い」などの判断・評価だ。間違いを訂正したい、道徳的に正しい方へ導きたいと思っての発言であるが、その結果、相手は判断や批判をされたと感じたりする。

③調査的態度

こちらが相手の話や問題を明確にするために、調査や質問をする。もっと情報が必要と考えて、こちらが「わからないこと」を詳しく知ろうとする。その結果、相手の話の方向や内容をコントロールすることにもなる。

④支持的態度

相手に「大丈夫」という保障を与える。相手の不安などに同情し、強い否定的な感情をやわらげ、安心させたいと考え、「あなたのせいだと思わなくてよいのですよ」と励ましたり、支えたりする。ただし支持しすぎると、相手の本当の感情を否定したり、こちらに必要以上に甘えさせたり、依存させてしまうこともある。

⑤理解的態度

相手の話の内容や考え、感情などを、評価も批判も非難もせず、そのままわかろうとする。そして、相手の話の中で自分に「理解できたこと」だけを言葉で表現し、相手に「確かめ」ていく。この理解的態度には、話された内容の理解、感情の理解、そして体験している世界をそのまま理解することも含まれる。

この理解的態度をさらに効果的にするには、「**受容的態度**（相手の知情意を、まずはそのままに受け入れていこうとする態度）」と、「**許容的態度**（相手が安心して自由に話すことができるような雰囲気を作る態度）」も欠かせないとされる（小林純一：カウンセリング序説、金子書房、

1979)。この2つの態度をふだんの生き方として実践している人がきっと皆さんの身近にいるだろう。「あの人には安心してなんでも話せるな、あの人は話しやすい人だね」という風に。そんな人からは、折に触れて学ばせてもらおう。

　さて、態度分析の方法であるが、まずクライエントとの面接（録音）記録から、2人の発言を文字に書き起こした「逐語録」を用いて、それをポーターの5つの態度に分類していく。そして、自分の発言の意図に照らして、本当にその意図が伝わる発言内容だったかをチェックする。これにより、面接力を高めるための自分の課題を発見できるのだ。
　このようなチェックで見つかった自分の課題を解決するには、相手に伝えたかったことがあなたの発言を通して相手にそのまま伝わっているか、日ごろから気にして、練習を重ねることが必要だ。

3）最初は理解的態度で
クライエントの発言例に対する態度を、ポーターの5分類にそって、考えてみよう。

クライエントの言葉

　45歳男性：小さいときから歯が弱いからと、歯科医院での健診は定期的に受けてきたのです。ずいぶん時間をかけてきたのです。でも、歯ブラシをしても、フッ素を塗っても、人よりむし歯が多くできてしまったのですね。この間は、糖尿病の傾向があると、職場の健診で言われて。糖尿病は歯茎の病気を悪くするっていうので、予約をしてきたのですね。もういやになっちゃいますよ。

あなたは、この男性の発言のどこに注目するか？　そしてどのようにこたえたいか？
①解釈的（教示的）態度をとりたいならば
　　＝糖尿病になると免疫力が落ちるので、歯茎もやられやすいのですよ。
②評価的態度をとりたいならば
　　＝健診を受け続けてきたことは素晴らしいですね。
③調査的態度をとりたいならば
　　＝糖尿病はどのような検査でわかったのですか？
④支持的態度をとりたいならば
　　＝歯科医と歯科衛生士が拝見しますから、がっかりしないで、任せてください。

⑤理解的態度をとりたいならば
・話の内容の理解としては
　　＝歯ブラシやフッ素でもむし歯を防げなかったと思うのですね。
・感情の理解としては
　　＝糖尿病と言われて、歯茎も心配になるし、いやになっちゃったのですね。
・体験的世界の理解としては
　　＝歯が弱いけれど、いろいろと工夫してきたから、糖尿病の影響も気になるけれど、何とかしたいと予約していらしたのですね。

　どれがよいとか、どれが悪いとかではない。どのように声かけをするかは、あなたの自由だ。まず、クライエントに何をしたいか、意図をはっきりさせること。そして面接後には逐語録で態度分析をして、自分の意図通りに相手がこちらの発言を理解できるような発言をしていたか、チェックすることである。日ごろからこの5分類を心にとめ、自由自在に態度を選んで発言できるようにしておくことが大切だ。

　また、上の①〜④の態度は、その発言の主人公はこちら側、歯科医院のプロフェッショナルであり、⑤の理解的態度だけがクライエントが主人公であることを知っておこう。

　クライエントの発言から理解できたことを言葉で確かめて、「これでいいですか」、「では、こうなんですね」と正解を相手にゆだねるのは理解的態度だけだからだ。残りは全部、専門家としてのこちらの考えや価値観が中心で、相手に「あっち向け、こっち向け」と指図しまくっているのだ。ロジャーズのいう非指示的、来談者中心の面談とは、理解的態度を基本として進め、クライエントがやがて自ら巣立っていく面談なのだ*。（*ミニレク p.127）

　もちろん、だからといって専門家がまったく何も教えないとか、アドバイスや質問もしてはいけないということではない。大事なことは、最初はクライエントに十分に話をしてもらい、歯科衛生士はその話の中にしっかりととどまって、共感して、まずはクライエントをそのまま知ろうとする理解的態度をとることが大切、ということだ。

4）答えることと応えること

　クライエントへの対応として、「応える」と「答える」の違いについて伝えておこう。「インプラントにしたほうがよいでしょうか？」とクライエントが話したとしよう。あなたはこのクライエントにどう声をかけるだろうか？

　この質問は、あなたが理解的態度で話すか、調査的態度で話すかなどを問うているのではな

い。ただ、発言をしている「その人」に目を向けるつもりなのか、発言された「内容」に目を向けるつもりなのかについて考えて欲しいのだ。

「インプラントにしたほうがよいかどうか」に対しての「答え」をクライエントが必要としているならば、「したほうがよい」あるいは「しないほうがよい」と答えることがクライエントの希望に沿っているだろう。

しかし、「インプラントにするかしないか、今、自分は迷っている」ということをクライエントが伝えようとしているならば、「どちらにすればよいか、迷っているのですね」と声をかけることもできる。最初の声かけは質問への「答え（Answer）」だ。後の迷っているその人への声かけは、「応えること（Response）」なのだ。この2つの違いを知ると、自分はクライエントの発言のどこに焦点を当てて関わろうとしているのかが明確になるだろう。

5）いわゆる共感について

「共感（Empathy）」についても述べておこう。前述した理解的態度はこの共感という言葉とともに語られることが多いが、共感という言葉を提案したロジャーズは、この言葉を発表した後、周りの人々からあまりにもその意味をまげて理解されてしまったので、その誤解を解こうとあらためて論文を書き直したという、いわくつきの言葉だ（Carl R Rogers：Empathic：An Unappreciated Way of Being, The Counseling Psychologist, vol.5(2)：2-10,1975）。

ロジャーズは、カウンセラーとして経験の浅かったころ、いくら話を聴いても、ちっともクライエントの問題をはっきりさせられないことがあったという。窮余の策として、クライエントの話を一つひとつ「〜なのですね」「〜と感じるのですね」など、丁寧に拾っては返すことを試みたところ、「ありがとうございました。おかげですっきりしました。帰ってから、〜の工夫をしようと思います」とクライエントは喜んで帰っていったという。

その面接をきっかけに、ロジャーズはカウンセラーはクライエントに何かを指示するのではなく、クライエントの主体性を重視するべきだと**来談者中心療法（Person-centered-therapy）**を唱えた。すなわち、クライエントの話をそのまま受け止め「共感」を示すと、クライエント自身が自分の問題に気づくようになると論文で報告をしたのである。それを知った研究者や現場のカウンセラーは「オウム返し」による共感でクライエントが自立・成長できるとか、面接で相手のセリフをそのまま繰り返すことが来談者中心・非指示的療法（non-directive）であるととらえ、誤解が広まっていった。

それを知ったロジャーズは、共感を「言葉のオウム返し」と報告した覚えはない、来談者中

表6 患者の全人的理解をめざす患者評価グリッド

☆山△夫さん 45歳	身体状態 口腔内情報、全身的条件	心理状態 歯科恐怖症、不安症など	社会的条件 人間関係、経済状態、職場家族関係など	知情意 信念、価値観、審美観、健康観、病気観
過去	むし歯、フッ素塗布	まじめで生き生き	20年勤続、父・母（糖尿病）・妻・長男長女同居	歯は大事、健康は食事・運動からと考えている
現在	20本の歯が残っている、糖尿病の発症	集中力が減少し、不安状態	父と母、妻と同居、長男長女は別居、営業職で外食が多い	母の糖尿病ケアの負担が大きく大変。20本の歯を残したい
未来	最後まで自分で食事、家で生活	父は認知症なので、自分もなるか？	70歳まで仕事は続けられる職場	ボランティアをしたい、年金ではかさむ医療費が心配

心の意味も取り違えられてしまったと憤慨し、「共感」とは人の生き方、あり方である（Empathy-Away of Being）とする論文を発表した。共感とはオウム返しなどではなく、自分が成り代われない相手が、今ここで感じている感情を、「あたかも（as if）私がその人であるかのように」丁寧に味わって、かつ必要なときにはいつでも理性的な専門家としての立場にある自分自身に戻ることができる状態でいなければならないとした。決して、相手の感情に巻き込まれて感情的になることでも、同情することでも、同感することでもない、とした。

情報の取り方、整理の仕方

　さて、クライエントの思いを十分に理解したその後で、問題についてのさらに詳しい情報を得るための調査では、自由に話せる開かれた質問からはじめ、はい、いいえで答える閉ざされた質問や名前や数字を聞く中立的な質問へと進む。問題を大きくとらえ丁寧に話してもらいながら、問題が明確になってきたらピンポイントで閉ざされた質問で問題を絞り込むようにする。

　得られた情報は、時間を追って並べなおし、記録に整理しよう。必要なときには、クライエントの病をめぐる身体的・心理的・社会的な領域についても丁寧に話をうかがうこと。とくに歯科治療には、審美性、経済的条件など、他の科の疾病よりクライエントの気持ち、知情意が大きく動くので注意をしたい。

　そのようなときは、患者評価グリッド（Patient Evaluation Grid）（表6）を作成して話を

第3章

聞き、整理するのも効果的だ。患者について、身体状態・心理状態・社会的条件のほか、クライエントの知情意を、過去・現在・未来にグリッド（格子）として作り上げ、クライエントの理解に役立てようとするものだ。今までのカルテが、幅の広い患者のプロフィール満載のものに変身し、これからの保健指導のポイントがはっきりするだろう。

話す距離

> **個人の身体空間**
>
> 　男性ＡとＢはテーブルで向かいあって今ちょうど昼飯を終えた。そのまま話し続けるＢはタバコに火をつけ、その箱をテーブルの彼の手元近くから徐々にＡにむけて押しやってきた。Ａは、Ｂと話しながらも、なぜか落ち着かなくなってきた。そして、ついにＢが身を乗り出し、何かを切り出すそぶりをしたとたん、Ａの不快さは頂点に達したのだ。
>
> 　「君が不愉快になったのはね、実は、僕が徐々に君のなわばりに侵入したからなんだよ」とＢが笑いながら説明し始めた。

　これはホール（E.T. Hall）による事例で、Ｂのタバコの箱がＡのほうに押しやられ、Ａが安心していられる個人空間が徐々に侵されて、次第に落ち着かなくなったというわけだ（E.T. Hall：The Hidden Dimension, Anchor books doubleday, 1966）。

　このように他人との物理的な距離が適切に保たれないと人は落ち着けない。個人的な問題が話される面接場面でも、こうした距離は大切になるだろう。ホールは対人距離を次にように分類している。

- **密接距離**：0～45 cm　　　手を伸ばして相手に触れられる距離。ごく親しい人に許される。
- **個体距離**：45～120 cm　　両方が手を伸ばして触れ合える距離。友人同士の会話など。
- **社会距離**：120～350 cm　容易に会話ができる距離。ビジネスや知らない者同士の会話。
- **公共距離**：350 cm以上　　講演会などでの距離。うそをついても見破られない距離とされる。

　人と人の距離はあまり近すぎてもしんどいし、反対に大きな机を挟んで話が聞こえにくい状況も、入院患者のベッド横で立ったまま話をする医療者も心地が悪い。視線をそろえるために腰をかがめて話してくれる歯科衛生士にはうれしくなるし、すべて「人が安心を感じる距離」が関わっていると考えてよいだろう。

　歯科衛生士の相談場面や保健指導のときの席の位置はさまざまだろう。面と向かう、横に並ぶ、二人で机を挟むなど、目的によって位置を決めることも必要である。

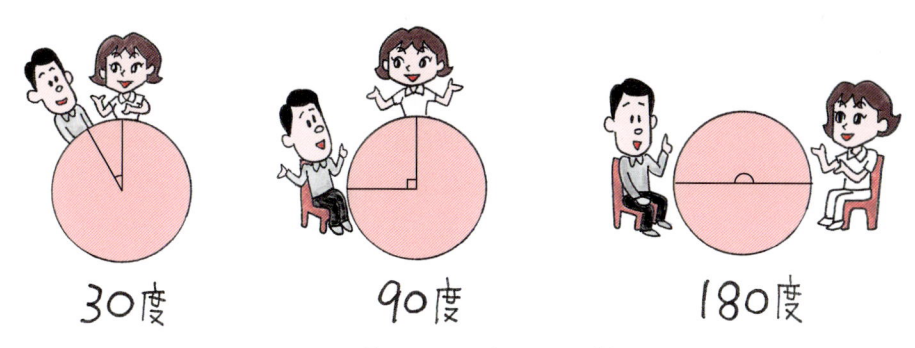

4　プロフェッショナルは何を話すか、何を聴くか、その態度

30度　　　　　　　90度　　　　　　　180度

図10　目的によって座る位置が変わる

　座る位置に関するソンマーの研究報告を紹介しよう（R. Sommer : Further studies of small group ecology, Sociometry 28：337-348, 1965）。二人の人間がある目的で丸テーブルに座ると仮定する。その二人の向かい合い方を、①時計の11時と12時、つまり顔の向きが30度の角度になる位置、②互いの顔の角度が90度になる位置、③顔が真正面に向かい合う位置、という3つに設定した（図10）。また、二人の目的を「会話」、「協働作業」、一緒にいるが作業は別々の「同伴行動」、そしてパズルなどを早いもの勝ちで解く「競争」に分け、被験者（学生）にそれぞれの目的ではどの位置を選ぶかを問うた。

　その結果、「会話」には、6割強が30度を選び、2割が向かい合いを選んだ。「協働作業」では8割強が30度を選んだ。「同伴行動」では約5割が向かい合いを、3割強が90度を選んだ。「競争」では約7割が向かい合いを、2割強が90度を選んだ。さて、あなたならどの位置を選ぶのだろう？　もちろん相手が誰かということも関係するだろうが。

　カウンセリング面接などでは、経験的に90度の位置が推奨されることが多いようだ。しかし人間の距離の好みは、人によってまた相手によって、そして問題の内容によって微妙に変わり、勝手に決め付けてはいけないのかもしれない。歯科の診療ではユニットに座るのが当たり前だが、保健指導や治療相談、健康教育の場面では大いに考慮したいものだ。

　よくいわれる「つかず離れず」という距離は、自分の中に起こってくる感情を見極めた上で相手を観察し、相手にもたずねて、決めるしかないだろう。一人の人を大切にする難しさは、二人の距離のとり方にも潜んでいるのだ。逆にいえば、二人の距離を見ただけで、二人のおよその関係の質を推測できることもあるだろう。

121

第3章

5 メディカルインタビュー

　ここまでコミュニケーションのコツを述べてきたが、医療者と患者の出会う忙しい医療現場ではそのコツを試す時間もなかなかないし、若い人たちが新しいことをはじめるには相当の勇気もいる。そんなとき、新しい医療モデルの提案でもあれば、試してみようかという気にもなるだろう。

　実は、ここ20年、医療現場での医療者と患者の関係のあり方について、一つの提言がされてきた。それが「**メディカルインタビュー（医療面接）**」だ（Steven A. Cohen-Cole：The Medical Interview：The Three-Function Approach, Mosby Year Book. 1991）。

❤ 問診とは

　今では、細菌が原因で起こる感染症は抗生剤でかなり治療できるようになったので、現在残された病気の多くは生活習慣病という多因子性疾患（多くの原因が重なって起こる病気）になっている。感染症が猛威を振るっていたころの医療者は、まず患者に「どんな症状か？」という質問を皮切りに、症状や発症時期など、専門家が必要と思う情報を得ようと、一方的な「質問」形式で次々とたずねていく「問診 history taking」をするのが当たり前だった。しかし、「生活習慣病」のような病気の治療には、そのやり方はどうも合わないという反省が起こってきたのだ。

　「問診」では、身体診察や血液検査などで客観的な証拠を探して、病名をつける「診断」に進む。この診断までの診療の最初から最後までを一方的にリードするのが医療者だ。「いつ」、「どのように」、「なにが」などなど。こうした専門家の質問に沿って答え、後は医療者の指示通りにしていれば、ほとんどの病気は治療してもらえた。第1章（p.9）でも述べた「コンプライアンス」がよいとか、悪いという風な言葉に象徴されるように、質問（場合によっては尋問のときもあるけれど！）への答え方も含めて「医療者の指示を守る、従う」ことが長い間の医療の鍵だった。

　ところが、今や生活習慣病の原因は実にさまざまで、患者の日常生活の中の個人的な習慣や行動、それも、身体的・環境的・物理的条件だけでなく、心理的な状況、人間関係などの社会的ストレスも深く関わっていることがわかってきた。そういう事柄は、患者自身が、自分の日常生活を落ち着いて丁寧に振り返って、勇気をもって自分から話すしかないものなのだ。

　こうした患者からの自己申告がなければ、医療者は大切な治療に関する情報をまったく入手

できないことになってしまった。問診が主役であった長い医療の歴史が塗り替えられようとしていたのだ。

🌱 メディカルインタビューが大切にするもの

　今の時代は、患者が毎日の生活やごく個人的な情報を、まず患者自身が落ち着いて振り返り、拾い上げ、受け止め、それを目の前にいる医療者に「伝えてもいいな！」「伝えよう！」と思ってくれることが医療者の「情報収集」に重要な条件になってきたのだ。これこそが、メディカルインタビューという考え方が提案された理由だ。

　それまでの問診は、医療者が最初から最後まで、専門家の立場からの尋問（おっと、失礼）質問ぜめだった。そんな問診では、患者は自分の困りごと（疾病ばかりではなく、心理・社会的な問題も含めての病気、ミニレク p.41）を丁寧に医療者に伝える暇も心のゆとりもあったものではない。

　そこで、人間の成長を目標とするカウンセリングが大切にする「質のよい人間関係」を参考にして、プロフェッショナルとクライエントの人間関係のあり方を重視する、新しい医療者―患者の「出会い方」が提言されたのだ。それがメディカルインタビューだ。その特徴は、医療者の対象は「病人」、「治療の必要な病を抱えてはいるけれど、自分の人生の主人公として生きていく人」であるという点だ。まさに先に述べた「クライエント」である。医療者が主役を務める質問だらけの問診では、活躍のしようのなかった主人公であるクライエントがメディカルインタビューの主役としてライトを浴びて登場したのだ。

　というわけで、このメディカルインタビューという、プロフェッショナルとクライエントの出会い方には、次の3つの働きが重視されることとなった。

　①疾病「情報」を収集する

　客観的な疾病についての情報を得ようとする点では、問診と同じだが、次の②以降の項目も考えながら、情報収集をしなければならないことが新しい。客観的な、自然科学的な、身体・物理的な情報だけではなく、患者の病気についての思いも疾病に深く関わっていることを配慮しながら、疾病情報を集めることが大事なのだ。

　②「医療者」「患者」の関係を確立する

　今、医療者の目の前に座って（時には寝ている？）変化し続ける（まさに「生きている」）患者の中に起こってくる「感情」に十分に配慮をする。

　患者の病に関する知情意については、患者が落ち着いて振り返り、話してもよいと思ってく

れなければ、見栄を張って、医療者には「うそ」ばかりが伝えられるかもしれない。「歯を毎日磨いていますか」「はい、磨いています（だって、そう言わなきゃ、かっこつかないじゃん）」てな具合のやり取りは日常茶飯事でしょう？

そこで医療者は、自分の患者へのかかわり方によって、あるいは話の内容によって、患者の心の中に起こってくるさまざまな感情に配慮しながら、理解しながら、話してくれる情報の確かさを高めるよう努力する必要がある。と同時に、患者の心に流れる感情は、医療者の関わり方、話し方、視線の取り方、処置などによって変化する。そこで、医療者のやっていること（たとえば5つの態度など）への患者からの評価が、患者の感情という形でリアルタイムに伝えられ、知ることができる、というメリットがある。すべて二人の信頼関係を生むための配慮だ。

③患者教育と動機づけを行う

患者が診療室から帰った後に、自分一人でも健康維持・健康増進を決意できるような、「健康教育」や「保健指導」ができることも、メディカルインタビューの大切な働きだ。健康教育や保健指導は、何も健康なときばかりに行われるものではない。看護師の元祖である**ナイチンゲール（F. Nightingale）**は、「すべて病気は回復の過程である」という『看護覚え書き』を150年も前に著した。回復とは、健康への道をさしている。ということであれば、健康教育や保健指導は、まさに、患者が病気について真剣に考える折をつかまえて、行われるべきものでもあるだろう。問診にはまったくなかった、クライエントが自分の人生の主人公として生きていくことをめざす、新しい医療の大切なポイントといえる。

メディカルインタビューの働きをさらに明確にするために、上の①〜③の項目で何が大切にされているかをチェックしてみよう。まず、各項目の対象の時制（現在・過去・未来）を考えてみよう。

①患者の疾病：「過去」の出来事に注目して情報が収集される。
②今ここにいる患者の感情：「現在」の患者の心の中に流れる感情に注目している。
③患者の健康への決意：診療を終えた「未来」に生きる患者の決心などに注目している。

さらにチェックし続けると、それぞれの項目の「主人公は誰だろう？」にぶちあたる。
①専門家としての「医療者」が主人公として情報を収集する。
②「医療者と患者」ともにいるからこそ、感情が動く。だから、二人ともが主人公だ。二人がともに人間関係を築くからこそ、互いにそれぞれの感情が心に湧いては消え、消えてはまた新しい感情が起こって、二人の間で信頼が生まれるのだ。

③診療を終えて、帰宅した患者に医療者は同伴できない。だからこそ、患者は一人でも主人公として生きていかなければならない。自分の健康を「患者が主人公」として創り上げていくのだ。

　問診ではコンプライアンスがキーワードだったが、メディカルインタビューではクライエントのやる気、「**アドヒアランス＝自分から治療過程に積極的に参加して、選択した治療方法にこだわってやり遂げようとする姿勢**」が鍵になる（p.9 参照）。

　以上、今までの問診における医療者－患者関係と、メディカルインタビューの人間関係の大きな違いは、人間観、病気観、そして健康観だ。人間を身体だけで捉えようというのでなく、患者も、専門家として大切な医療者も、身体・心理・社会、そして、スピリチュアル（信念、心情、価値観）な側面も含む「人格」をもつ存在である、という基本がコンセプトになっていることである。

　この本で、これまでに伝えたかったことは、以下のことである。

> ①　人格をもつ存在である人間は、身体だけで生きているのではないし、過去によってのみ左右される存在でもない。たとえ、過去はどうであっても、人格をもつ人間はまだ来ていない未来を自分から創ることができるということ。
>
> ②　コミュニケーションの交わされる場である人間関係は、人間が生きていくため、成長するために欠くことができないものであるということ。そこで用いられる言葉は「その人自身」とさえいえるほど、個人を表す、独自のもので、大切にしなければならないということ。
>
> ③　コミュニケーションをとる人間の間を行き交うメッセージには、文字にできる言葉そのもの、声の調子、身体全体の動きというジェスチャー（ボディーランゲージ）が含まれているから、そのすべてに注意深く、理解するようにすべきこと。
>
> ④　人と人とは、一度に互いに完全にわかりあうことは難しくても、わかりたいと思い続け、その人の話や知・情・意についてわかったことを丁寧に「確かめ」ていくことで互いに分かり合うことが可能になること。それが人格の成長をもたらす人格的相互関係といえる関係であること。
>
> ⑤　こうした人格的相互関係があってはじめて人間は成長できると考えられるので、コミュニケーションは、行為を遂行する情報収集のためだけではなく、生きるための役割をもっていることを明確に知ること。

⑥ 医療者といえども、一人の人間として、患者とともに、その人格的相互関係のなかで成長することが期待されること。

⑦ プロフェッショナルの使命は、「人々の健康と幸福」を実現するという公共の使命であること。

⑧ プロフェッショナルは、コミュニケーションを通して、主人公であるクライエントのこれからの人生の健康と幸福を支援するために、その時代における最新の専門的な知識と技術を学び続け、提供することが義務であること。

⑨ プロフェッショナルは、「行為」を目的とするコミュニケーションと、「生き方」を支援するコミュニケーションの2つの働きを臨機応変に使いこなす力を備えること。

⑩ 以上のすべてを医療の現場で実践しようと思うならば、メディカルインタビューを行うことによって、実践することが可能になること。

　以上のことを頭や胸の隅に残しておくと、あなたも日常の診療を通して、患者さんとともに大きな喜びを感じられる歯科医療が実践できる、と確信して本章を締めくくりたいと思う。

ミニレクチャー

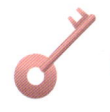

サイエンスとアート

　サイエンス（科学）とは、体系化された知識や経験の総称で、実験や観察に基づく経験的実証性が特徴の一つです。「100回の実験で95回は同じ結果になる」という「再現性」がキーワードとなります。しかし医療の現場では、たとえば1,000人の予防接種で999人は問題がないとしても、残り一人には思わぬ副作用が出てしまえば手の打ちようもなく、それが科学の特徴と限界ともいえます。

　一方、技とか芸術、美術と訳されるアートは、サイエンスと比べると、その特徴として、「1回限り」があげられます。サイエンスの「再現性＝2度あり」とは違う、「たった1回」、「たった一人」、がキーワードです。

　医療者は、科学的な方法で人々の病気の治療を行います。でも、目の前に生きている患者さんは、個別の「人格」をもった存在です。数値では表しきれない一人ひとりの異なる思いや、希望、悩みを大切にするアートを、医療者はサイエンスと同様、その手に携えておかなければなりません。

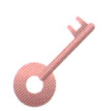

ミニレクチャー

ロジャーズによる「肯定的な関心：人の成長に必要な人間関係の質」

　今でこそ、カウンセリングでは「主人公は相談者である」と多くの人が知っていますが、「来談者中心療法」を初めて提唱したのはアメリカの心理学者、カール・ロジャーズ（Carl Ramsom Rogers　1902-87）でした。

　「マイクロカウンセリング」は、アレン・E・アイビィ（Allen E. Ivey）が、さまざまな学説のカウンセリング・アプローチのスキルをまとめたカウンセラー訓練プログラムですが（p.54）、こうしたスキルもまた、ロジャーズの存在に負うところが大きかったのです。

　ロジャーズは、カウンセリングインタビューの録音・録画を徹底的に分析した結果、効果的なカウンセリングではカウンセラーがクライエントに問題解決の方法を指示するのではなく、クライエント自身が問題を発見し、解決策を探すことによって、自己実現を果たすことに気づきました。そこから、「非指示的カウンセリング」「来談者中心療法」「クライエント中心カウンセリング」を提唱しました。なお、後年はグループでのカウンセリングに関心を移し（グループエンカウンター）、「パーソン・センタード・アプローチ」と名称を変更しています。

　ロジャーズは、クライエントの人格的成長・回復を促進するカウンセラーの態度として、次のものをあげています。

1．自己一致

カウンセラー自身がありのままの自分を受け入れ、クライエントに対して、自分をそれ以上でもそれ以下でもなく、素直で誠実でいること。簡単にいえば、格好をつけない、「ふり」をしないカウンセラーでいるということ。

2．無条件で肯定的（積極的）な関心

クライエントには葛藤や不一致もあり、長所や短所もあるけれど、それをそのまま、評価や判断なしに、無条件に受け入れること。簡単にいえば、○○になったら助けましょうとか、○○をしなければ支援しません、という条件はつけずに、いったんは相手のすべてを肯定し、今ここで生きているその人をそのまま知り、かけがえのない存在として大切にし、支援したいと思うカウンセラーでいられること。

3．共感的態度

カウンセラーは、クライエントの体験や知・情・意を、あたかも自分の体験や知・情・意であるかのように丁寧に味わい、必要に応じて、理性的な自分自身にいつでも戻ることができるような「共感的あり方 A way of being」ができること。簡単にいえば、カウンセラーは、クライエントの思いを自分の感受性や想像力を駆使して共感的に理解するよう努めながら、その思いに理性を失うほど巻き込まれないようにすること。

こうした他者に対する「無条件の肯定的（積極的）関心」や「共感的態度」は、こちらが思うだけでは成立していません。相手が「カウンセラーは私を一人の人間として大切にしてくれている、価値ある存在として認めてくれている」と確信してくれて、はじめて成立することを忘れないことが大切です。

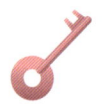

ミニレクチャー

患者と病人

からだの具合が悪く生活がしにくくなると、病気になったと思いますね。それが病人です。その「病人」が医師（歯科医師）の診断を受け、病名がつけられると「患者」と呼ばれるようになります。

フランスの哲学者ミシェル・フーコー（M. Foucault 1926-84）は、その著書『監獄の誕生』の中で、この「患者」と「病人」の関係を、犯罪の「容疑者」が検察官により裁判所に起訴され「被告人」となり、有罪確定後「犯人」となる流れに擬しています。また患者を隔離する病院と囚人を隔離して服役させる刑務所、さらに患者を一望で見渡せるナースステーションと監獄の監視装置などに共通点が多くみられるとしています。

また、アメリカの社会学者タルコット・パーソンズ（T. Parsons 1902-79）は、「病人は回復をめざして、一時的に仕事を休んででも治療に専念しなければならない役割や義務がある」としました。

> **ミニレクチャー**

健康の定義

　ナチスによるユダヤ人大量虐殺のあった第二次世界大戦後の1948年、WHOで「健康の定義」が制定されました。

　"Health is a state of complete physical, mental and social well-being and not merely the absence of disease or infirmity"「健康とは、完全な身体的、精神的および社会的によい状態であり、単に疾病または病弱がないことではない」

　ここでの「complete」は、実は当時の厚生省による上の日本語訳にある「完全」の意味ではなく、身体・心理・社会的側面が互いに「補いあって」健康であるとの意味で使われていることを知っておいて下さい。

　また、その50年後の1998年のWHOの総会では、この1948年の健康の定義への新提案がなされました。

　"Health is a dynamic state of complete physical, mental, spiritual and social well-being and not merely the absence of disease or infirmity."「健康とは身体的、精神的、Spiritualおよび社会的側面が互いに補いあうDynamicなよい状態であり、単に疾病または病弱がないことではない。(著者訳)」

　下線部の追加が新提案です。Spiritualは、信念など私らしい大切な心の働きという意味。またDynamicは、ある決まった状態でなく変化し続けるもの、という意味です。この新提案についてはまだ採択の結論は出されていません。

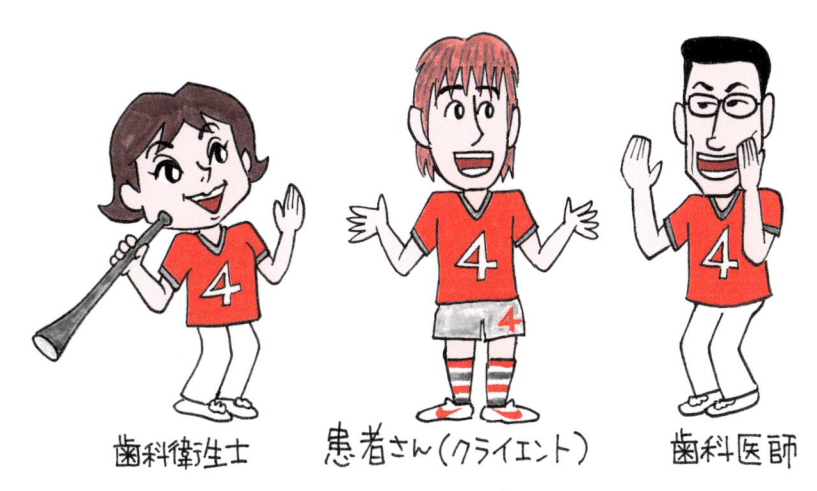

歯科衛生士　　患者さん(クライエント)　　歯科医師

医療者は患者さんのサポーター

ミニレクチャー

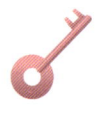

Johariの窓

　1955年、アメリカの心理学者ジョセフ・ルフト（Joseph Luft）とハリー・インガム（Harry Ingham）は、「対人関係における気づきのグラフモデル」を発表しました。このモデルは、二人の名前から「ジョハリの窓」とよばれています。

　「ジョハリの窓」は、自分が知っている自分、他人が知っている自分を4つの窓（カテゴリ）に分類して理解することで、他人とのコミュニケーションを考えるきっかけにするものです。

　①Open（開放の窓）　　：自分も他人も知っている私
　②Hidden（秘密の窓）　：自分は知っているけれど、他人は気づいていない私
　③Blind（盲目の窓）　　：自分は気がついていないが、他人は知っている私
　④Unknown（未知の窓）：自分も他人も知らない私

　これは主観的に見た自分と客観的に見た自分を知ることができるため、効果的な自己分析になります。気づきが深くなると自他共に開かれている領域が大きくなるとされています。

		私が	
		知っている	知らない
他人が	知っている	Open（開放の窓）気さくな私	Blind（盲目の窓）見えてなーい
	知らない	Hidden（秘密の窓）内緒！	Unknown（未知の窓）私の卵

> **ミニレクチャー**

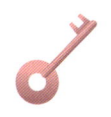

技術(スキル)と態度

　技術(スキル)と態度の違いについて考えてみましょう。アイコンタクトを例にすると、「目を合わせる技術(スキル)」は、相手が誰であろうと、どんなときであろうと、目を合わせてさえいれば「よい」というものです。歯科衛生士としてそのスキルができるということが大事、と思って実践するならば、そのスキルは自分のために(自己中心)実践していることになります。

　一方、アイコンタクトを態度として実践するならば、一番大切なのは、目を合わせる行為を通して、患者さんに「歯科衛生士は自分を主人公ととらえてくれている」と知ってもらうことです。単にスキルとして目を合わせることとは、まったく異なるものになるのです。

　患者さんの目を見て話すように、と教えられた医師が、患者さんの目をじっと見つめ続けて話をしたら、患者さんから「そんなに見つめられると緊張します」と言われてビックリした、という話があります。見つめることが相手にとってどのような影響を与えているか、配慮し観察しながら話すのが「態度」なのです。こちらの都合だけで行動をすると、同じ行為であってもスキルになってしまいます。

　相手という人間が目標なのか、それとも、ある行為そのものが目標なのか。スキルと態度の分かれ目です。ゆめゆめ、スキルは合格、態度は不合格というふうにならないように。

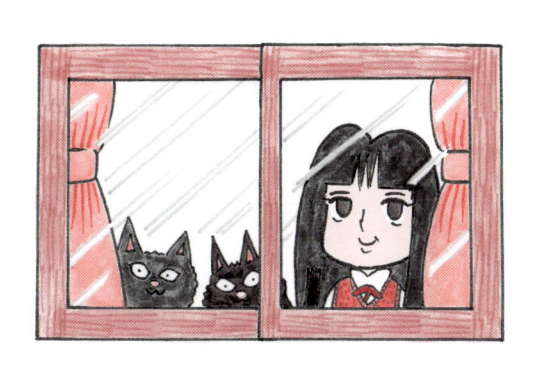

著者略歴

中村　千賀子（なかむら　ちかこ）

1968 年	お茶の水女子大学理学部生物学科卒業
1970 年	お茶の水女子大学理学研究科生物学専攻修士課程修了
1971～1992 年	東京医科歯科大学歯学部 助手（予防歯科学教室）
1992～2011 年	東京医科歯科大学教養部 准教授（人間科学・行動科学）
2011 年～	社会福祉法人 新生会 理事
2014 年～	群馬いのちの電話 研修顧問

歯学博士（東京医科歯科大学）
理学修士（お茶の水女子大学）
上智大学カウンセリング研究所認定カウンセラー

吉田　直美（よしだ　なおみ）

1982 年	東京医科歯科大学歯学部附属歯科衛生士学校卒業
1982～1993 年	東京医科歯科大学歯学部附属病院 歯科衛生士
1992 年	東京理科大学理学部化学科卒業
1993～2004 年	東京医科歯科大学歯学部附属歯科衛生士学校 講師
2004～2009 年	東京医科歯科大学歯学部口腔保健学科 講師
2009 年～	千葉県立保健医療大学健康科学部歯科衛生学科 教授

博士（歯学）（歯科医療行動科学分野 東京医科歯科大学医歯総合大学院）
修士（都市科学）（公衆衛生学分野 東京都立大学大学院都市科学研究所）
日本カウンセリング学会認定カウンセラー

イラスト
バトルロイヤル風間

みるみる身につく歯科衛生士のコミュニケーション力（りょく）

2014 年 8 月 25 日　第 1 版・第 1 刷発行

著　者　中村千賀子・吉田直美
発　行　一般財団法人 口腔保健協会
〒170-0003　東京都豊島区駒込 1-43-9
振替00130-6-9297　Tel 03-3947-8301 (代)
Fax 03-3947-8073
http://www.kokuhoken.or.jp/

乱丁・落丁の際はお取り替えいたします．　　印刷／教文堂・製本／愛千製本
© Chikako Nakamura, et al. 2014. Printed in Japan〔検印廃止〕
ISBN978-4-89605-304-3 C3047

本書の内容を無断で複写・複製・転載すると，著作権・出版権の侵害となることがありますので御注意ください．

JCOPY ＜(社)出版者著作権管理機構 委託出版物＞
本書の無断複写は著作権法上での例外を除き禁じられています．複写される場合は，そのつど事前に(社)出版者著作権管理機構（電話 03-3513-6969，FAX 03-3513-6979，e-mail：info@jcopy.or.jp）の許諾を得てください．

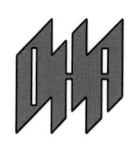